L'Eau d'Évian

CE QU'ON EN DIT

CE QU'ELLE FAIT - CE QU'ELLE EST

Rapide Absorption

Rapide Circulation — Rapide Élimination

INDICATIONS ET CONTRE-INDICATIONS

PAR

Le Dr F. CHIAÏS

Médecin consultant à Évian-les-Bains (Haute-Savoie)
Lauréat de la Faculté de Médecine de Montpellier
Ancien interne des Hôpitaux de Montpellier
Médaille de Bronze 1889, Médaille d'Argent 1890
Rappels de Médaille d'Argent 1891, 1892, 1896, 1897, 1898, 1899
Ex-médecin de l'Hôpital de Menton
Membre correspondant de la Société Royale de Médecine publique
et de Topographie médicale de Belgique, etc.

PARIS

LIBRAIRIE J.-B. BAILLIÈRE & FILS

19, Rue Hautefeuille

—

1903

L'Eau d'Évian

CE QU'ON EN DIT

CE QU'ELLE FAIT - CE QU'ELLE EST

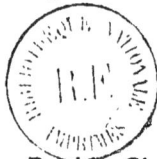

Rapide Absorption

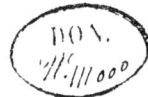

Rapide Circulation — Rapide Élimination

INDICATIONS ET CONTRE-INDICATIONS

PAR

Le Dr F. CHIAÏS

Médecin consultant à Évian-les-Bains (Haute-Savoie)
Lauréat de la Faculté de Médecine de Montpellier
Ancien interne des Hôpitaux de Montpellier
Médaille de Bronze 1889, Médaille d'Argent 1890
Rappels de Médaille d'Argent 1891, 1892, 1896, 1897, 1898, 1899
Ex-médecin de l'Hôpital de Menton
Membre correspondant de la Société Royale de Médecine publique
et de Topographie médicale de Belgique, etc.

PARIS
LIBRAIRIE J.-B. BAILLIÈRE & FILS
19, Rue Hautefeuille
—
1903

INTRODUCTION

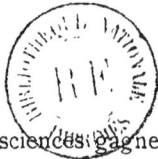

Les sciences gagnent toutes à se prêter un mutuel appui, disait Pasteur dans la mémorable séance de l'Académie de médecine du 30 avril 1878.

C'est à l'appui de la physique, de la chimie, de l'anatomie, de la physiologie normale et de la physiologie pathologique que je dois la satisfaction d'avoir pénétré la plupart des secrets de l'action physiologique et des actions thérapeutiques de l'eau d'Evian.

La clinique avait révélé sa puissance médicale, mais elle ne pouvait donner ni la raison du *Comment* ni la raison du *Pourquoi* de cette activité.

Ce qui m'a fait comprendre le *Comment* de l'action de l'eau d'Evian, c'est : 1º, l'étude physiologique de son mode de circulation dans l'organisme ; 2º, les recherches chimiques des effets qui sont liés à ce mode spécial de circulation.

La raison du *Pourquoi* de cette action spéciale m'a été donnée par les études des Physiciens sur l'état des sels minéraux dans les solutions très étendues. Ces études nous ont fait connaître qu'à côté de la *molécule* et de l'*atome* il y avait encore à étudier comme éléments de la matière, dans ces milieux, l'*ion moléculaire*, et les *électrons*.

Les solutions très étendues transforment les corps bons conducteurs de l'électricité en ions moléculaires chargés d'électricité.

Dans l'eau d'Evian les composants minéraux sont dissous dans une telle masse d'eau que leur ionisation est totale, sauf peut-être pour le carbonate de chaux. On sait quelle est l'action de l'ionisation. En dissociant les molécules ordinaires, elle multiplie le nombre des molécules dans le dissolvant, et elle fait nécessairement des molécules plus petites, qu'elle charge en outre d'électricité (Arrhénius). Dans cet état la matière minérale a acquis de nouvelles propriétés. En traversant l'organisme elle provoque dans les cellules un mouvement osmotique, très accentué, qui fait que l'Eau d'Evian circule dans l'organisme 15 fois plus vite que l'eau ordinaire ; ce que nous démontre sa rapide élimination par les voies urinaires.

La théorie du lavage mécanique qu'on applique encore trop souvent, et d'une façon exclusive, à l'interprétation du mode d'action de l'eau d'Evian ne peut expliquer ni la rapide absorption de l'eau d'Evian par les voies digestives, ni l'action de sa rapide circulation dans l'organisme, ni son action de rapide et totale élimination par les reins. Elle ne peut expliquer ni la réduction plus complète de l'acide urique et des corps voisins ni les transformations des modes nutritifs hypoazoturiques en nutrition normale. Elle est, en outre, dans l'impossibilité de faire comprendre les effets des petites quantités d'eau du traitement associées à la réduction des liquides alimentaires, qui réussissent là où les grandes quantités échouent.

La théorie de la réaction de la cellule répondant à l'action de la matière ionisée, qui modifie les mouvements osmotiques, explique au contraire tous les faits physiologiques chimiques et physiques qui sont les effets du traite-ment méthodique avec l'eau d'Evian. C'est la réaction qui fait la cure : nous devons lui proportionner l'action.

Pour juger les deux théories il faut faire application des deux principes suivants émis par Pasteur.

« Le propre des théories erronées est de ne pouvoir jamais pressentir des faits nouveaux, et toutes les fois qu'un fait de cette nature est découvert, ces théories pour en rendre compte sont obligées de greffer une hypothèse nouvelle sur les hypothèses anciennes....

« Le propre des théories vraies, au contraire, c'est d'être l'expression même des faits, d'être commandées et domi-nées par eux, de pouvoir prévoir sûrement des faits nou-veaux, parce que ceux-ci sont par la nature enchaînés aux premiers ; en un mot le propre de ces théories est la fécondité. »

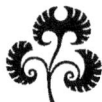

PREMIÈRE PARTIE

———

I.

Ce qu'on dit de l'Eau d'Évian.

Dans les recherches sur l'action physiologique de l'Eau d'Evian et sur ses actions thérapeutiques, que je poursuis depuis 16 ans, je suis allé de surprise en surprise.

En 1887, imbu des idées classiques, je voulus démontrer qu'on ne devait attribuer à cette eau aucune valeur thérapeutique; et que « l'appétit plus vif, l'assimilation plus prompte et plus complète, le sentiment de force et de bien être, qui sont les effets physiologiques ressentis par les personnes qui viennent boire à la source Cachat, ne devaient pas être attribués à l'ingestion seule des eaux. J'admettais avec le Dr A. Rotureau, rédacteur de l'article sur les Eaux d'Evian, du Dictionnaire encyclopédique des sciences médicales de A. Dechambre et L. Lereboullet; que « Cela est au moins douteux et qu'on doit faire la part de la pureté de l'air, du voisinage du lac, du changement d'habitude, de climat, de nourriture, et des distractions des malades. » N'ayant pas encore expérimenté cette eau par moi-même, j'admettais avec l'auteur que je viens de citer que : « les propriétés physiques et chimiques, la température et les effets physiologiques des eaux d'Evian à l'intérieur et à l'extérieur, ne peuvent conduire à la connaissance de la vertu curative de ces eaux. »

J'étais confirmé dans cette opinion par les affirmations du Dr Max. Durand-Fardel, qui fait autorité dans les questions se rattachant à l'étude des Eaux minérales. Cet auteur apprécie les eaux d'Evian de la manière suivante, dans son *Traité Thérapeutique des Eaux minérales de France et de l'Etranger, et de leur emploi dans les maladies chroniques.* « Les eaux d'Evian ne présentent guère qu'une minéralisation négative. Elles sont administrées en bains, en douches et à l'intérieur. On leur a attribué une signification thérapeutique et une portée curative que nous ne saurions admettre. Nous hésitons à voir, dans l'emploi des eaux d'Evian, autre chose qu'un traitement hydrothérapique administré dans des conditions spéciales. Quoi qu'il en soit, ce qui recommande réellement le traitement qu'on y fait, se sont des propriétés sédatives qui trouvent particulièrement leurs applications dans la gastralgie et dans les affections catarrhales ou névropathiques de l'appareil urinaire. L'excellence des conditions hygiéniques qui s'y joignent ajoute à ce traitement des qualités toniques ou reconstituantes, dont il ne convient pas d'exagérer la portée. »

Le Dr Constantin James, dans son guide pratique aux Eaux minérales et aux Bains de mer exprime des opinions qui sont presque la répétition des idées de Max. Durand-Fardel : « L'eau d'Evian, dit-il est froide ; à peine 12° c.

Son odeur est nulle ainsi que sa saveur. Sa limpidité et sa transparence la font ressembler à la plus belle
eau de roche ; rapprochement que semble autoriser sa
minéralisation insignifiante. Aussi l'analyse n'a constaté,
par litre que o gr. 225 de sels alcalins !

« Sans vouloir refuser à cette eau le titre d'eau minérale,
je suis cependant obligé de reconnaître que son action
sur l'économie, d'accord en cela avec sa nullité chimique,
est tellement anodine, qu'on serait presque tenté de la
lui contester. Elle n'a réellement d'autre caractère
physiologique appréciable que la facilité merveilleuse avec
laquelle l'estomac la supporte : aussi est-elle surtout
employée en boisson. »

Après une telle appréciation on pouvait s'attendre à voir
l'auteur dénier à l'eau d'Evian toute valeur thérapeutique.
Il n'en est rien. Comme il n'a jamais pratiqué son art à
Evian, il veut bien admettre ce que le hasard a révélé
aux malades, et ce que l'observation a permis aux médecins
d'Evian de constater, car il ajoute :

« L'eau d'Evian agit comme un excellent diurétique
dans les engorgements de la prostate et les affections
catarrhales de la vessie et des reins, par l'espèce d'irri-
gation qu'elle entretient à l'intérieur de ces organes. S'il
existe de l'irritabilité vers l'appareil urinaire, elle doit être
préférée aux sources de Vichy, de Vittel et de Contrexe-
ville, qui, en pareil cas, seraient beaucoup trop excitantes.

« On emploie également l'eau d'Evian avec succès
contre certaines gastralgies que les eaux acidules ou
ferrugineuses ne feraient souvent qu'exaspérer, les affections
du foie encore à l'état subaigu et tout particulièrement les

névroses, où l'on se propose plutôt d'agir sur l'imagination des malades que sur leur constitution proprement dite. »

Ces appréciations mêlées de doute, que nous admettons comme appréciation de très bonne foi, ont été dictées à leurs auteurs par cette conviction que la théorie chimique permet d'apprécier à la balance la valeur d'une eau minérale. Ces auteurs n'ont jamais étudié directement l'eau d'Evian. Avant d'avoir pratiqué à Evian et d'avoir minutieusement étudié l'eau d'Evian dans son action physiologique et dans ses actions thérapeutiques, j'admettais moi-même avec Max. Durand-Fardel « qu'on a attribué à l'eau d'Evian une signification thérapeutique et une portée curative qu'on ne saurait admettre. » Cette affirmation j'ai voulu la démontrer ; et je l'ai soumise au contrôle de l'expérimentation physiologique et de l'expérimentation chimique. J'ai dû modifier complètement ma manière de voir. J'ai constaté que les cliniciens d'Evian avaient bien vu quand ils attribuaient à l'eau d'Evian une action physiologique spéciale et une série d'actions thérapeutiques bien spécifiées. L'observation physique et chimique m'a permis de matérialiser les actions des eaux d'Evian, et d'étendre les indications du traitement méthodique avec cette eau. La démonstration des transformations de la nutrition hypoazoturique absolue et de l'hypoazoturie relative en nutrition normale sous l'influence de l'emploi méthodique *de petites doses d'eau d'Evian*, prises à jeun, sont la preuve évidente que ce n'est pas parce qu'on prend des boissons abondantes à Evian qu'on s'y guérit, mais parce qu'on y boit méthodiquement une eau de composition bien spéciale, et à réaction bien spéciale. Je mentionne ces résultats, dès à présent, pour répondre à une remarque sur le traitement d'Evian, que je copie dans le Rapport général à M. le Ministre du Commerce sur le service médical des Eaux minérales de la France pendant l'année 1886. Le Rapporteur semble laisser supposer que de l'eau ordinaire pourrait agir comme l'eau d'Evian.

« On sait que les *boissons abondantes* augmentent les matériaux solides et l'urée urinaire ; la question longtemps discutée est aujourd'hui résolue par l'affirmative : l'eau d'Evian ne pouvait agir différemment. » Pour le mémoire qui est mentionné par M. le Rapporteur il avait été fait emploi des hautes doses, et la question des transformations des types nutritifs pathologiques en fonctions nutritives normales n'y était pas abordée. L'auteur était engagé au nom de l'Académie « à reprendre ses expériences, en se « servant de meilleurs procédés de dosage et en expéri- « mentant, comme moyen de contrôle, l'eau ordinaire. Il « pourra ainsi faire la part de ce qui revient, dans les effets « obtenus, à la faible minéralisation de l'eau d'Evian. » Le conseil de l'Académie à été suivi, et je puis répondre, avec preuves matérielles à l'appui, aux médecins qui adopte-raient encore les opinions de Constantin James, déjà rap-portées plus haut, « qu'on emploie l'eau d'Evian avec succès contre les névroses, où l'on se propose plutôt d'agir sur l'imagination des malades que sur leur constitution propre-ment dite, » que ce n'est pas sur l'imagination que le traitement méhodique d'Evian agit, mais sur la constitution proprement dite des malades. S'il y a une difficulté à vaincre à Evian, c'est celle de convaincre les malades de l'efficacité d'une eau qui n'a pour la faire reconnaître comme eau de valeur thérapeutique, ni goût ni odeur désagréable.

La précision méthodique que j'ai apportée dans mes recherches permet le contrôle facile de mes expériences, car, dans les sciences biologiques on réalise la précision des sciences physico-chimiques.

Je comprends aujourd'hui ce que Carl Vogt disait dans une de ses leçons : « Les praticiens sont toujours en avance sur les théoriciens. »

J'ai suivi dans mes recherches le conseil que Pasteur donnait à Raulin : « Ne prenez toujours pour guide que l'expérience » : et je n'ai pas oublié le conseil de Claude-Bernard : « Lorsque le physiologiste voudra connaître, provoquer les phénomènes de la vie, agir sur eux, les modifier, ce n'est pas à la *force vitale* entité insaisissable qu'il lui faudra s'adresser, mais aux conditions physiques et chimiques qui entraînent et commandent la manifestation vitale. » ..... « Lorsque les conditions expérimentales sont identiques, en physiologie, comme en physique ou en chimie, dit le Maître physiologiste, le résultat est univoque : si le résultat est différent, c'est que quelque condition a changé. Ce n'est point l'exactitude qui est moindre dans les phénomènes de la vie comparés aux phénomènes des corps bruts; ce sont les conditions expérimentales qui sont plus nombreuses, plus délicates, plus difficiles à connaître ou à maintenir. »

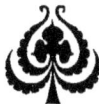

Ce que fait l'Eau d'Évian.

Mes expériences sur l'Eau d'Evian ont éveillé mon attention surtout sur les effets que le traitement d'Evian a sur les échanges nutritifs. Or, qui dit nutrition dit organisation et désorganisation. « L'existence de tous les êtres animaux ou végétaux, se maintient par ces deux ordres d'actes nécessaires et inséparables : l'organisation et la désorganisation. Notre science (La Physiologie), dit Claude-Bernard, devra tendre, comme but pratique à fixer les conditions et les circonstances de ces deux ordres de phénomènes. »

L'action de l'eau d'Evian m'a permis de fixer quelques unes de ces conditions. Ces conditions sont toutes sous la dépendance du mode de circulation de l'eau dans les éléments anatomiques. Seize ans de minutieuses recherches m'ont amené aux conclusions suivantes :

Pour que l'action totale de l'Eau d'Evian se réalise il faut qu'elle soit prise méthodiquement à jeun ; et il faut que l'organisme soit mis, par entraînement, en conditions telles que cette eau soit rapidement absorbée par les voies digestives. Cet effet immédiat, quand les prises d'eau ont été en raison directe de la réaction de l'organisme, a pour résultat consécutif : l'élimination par les reins d'une quantité de liquide supérieure à la quantité des liquides pris en boissons dans les 24 heures.

Si le déterminisme de ces actions de l'eau d'Evian est réalisé, nous réalisons le déterminisme physico-chimique des actes physiologiques que nous allons énumérer.

L'Eau d'Evian est éliminée par les reins 15 à 16 fois plus vite que de l'eau ordinaire.

Pendant l'élimination de l'eau, l'élimination horaire des chlorures est plus que doublée; de 0 gr. 55 elle monte à 1 gr. 34.

La réduction des produits xantho-uriques (acide urique et corps voisins) tombe pour les 24 heures d'une moyenne de 0 gr. 990 à une moyenne de 0 gr. 699.

La quantité relative de l'urée s'élève au taux physiologique. Le coefficient d'oxydation de l'urée à l'ensemble des matériaux urinaires solides revient au normal.

Le taux de l'acide phosphorique urinaire est ramené au normal.

La réduction de l'oxyhémoglobine devient sous l'ongle du pouce, pendant la circulation rapide de l'eau dans les éléments anatomiques, trois fois plus active qu'avant le traitement.

Si la personne en traitement est un déprimé dont les échanges nutritifs sont tombés au-dessous du normal, la somme totale des solides urinaires s'élève au taux normal et quelquefois au-dessus du taux normal.

Quand les rapports des constituants urinaires sont irréguliers, le traitement méthodique à l'eau d'Evian les ramène au normal.

Si la personne en traitement est un malade atteint d'insuffisance hépatique par transformation irrégulière des sels ammoniacaux et de leurs analogues, ce que l'on constate par la diminution relative de l'urée, le traitement méthodique avec l'eau d'Evian guérit l'insuffisance hépatique et ramène l'urée aux quantités normales.

Si l'estomac est en atonie secrétoire et en atonie musculaire le traitement aidé d'un léger massage le ramène progressivement à l'état physiologique. Le massage n'est pas toujours nécessaire. Il est nécessaire quand l'eau passe lentement de l'estomac dans le duodénum.

Si la tension artérielle est au-dessus du normal, le traitement d'Evian associé à la réduction des liquides et à quelques légers dépresseurs de la circulation, corrige l'hypertension et fait disparaître la dyspnée d'effort.

Les circulations hépatiques, vasculaire et cellulaire, se trouvent régularisées. Les gros foies des dyspeptiques, des obèses des diabétiques, s'ils sont frappés d'insuffisance uréopoiétique, sont ramenés aux fonctions physiologiques. S'ils se présentent avec un excès d'urée le traitement d'Evian reste

sans effet. Ces malades ne se trouvent bien qu'aux eaux
bicarbonatées sodiques fortes.

L'action régulatrice du traitement d'Evian sur les fonctions hépatiques et sur les fonctions circulatoires fait disparaître progressivement les albuminuries dyspeptiques, les
albuminuries par trouble fonctionnel du foie, les albuminuries légères des malades atteints d'hypertension artérielle
avec dyspnée d'effort. Les albuminuries rénales vraies ne
sont qu'améliorées. Le diabète vrai est amélioré. Il est
amélioré surtout quand il se complique d'hypoazoturie
absolue ou d'hypoazoturie relative. La glycosurie alimentaire est fortement réduite ; elle disparaît assez souvent
pendant le traitement malgré l'abandon partiel du régime
classique : mais après le traitement, elle a de la tendance
à reparaître, si le malade s'écarte trop de son régime.

La rapide élimination de l'eau, prise à jeun, par les reins
fait qu'une heure et demie à deux heures après la première prise d'eau d'Evian la densité des urines tombe au-
dessous de 1005. Il n'est pas rare de constater, pendant
l'élimination de l'eau, une densité urinaire de 1002, à 15° c.

Les urines, au moment de l'élimination de l'eau, sont à
réaction presque neutre. Elles contiennent les chlorures, à
peu près, dans les proportions du sérum physiologique.

Du fait du traitement méthodique avec l'eau d'Evian
l'acidité des urines du réveil tend au taux physiologique.
Chez les hyperacides l'acidité est abaissée ; chez les

hypoacides, elle est relevée. Les médications adjuvantes, par les alcalins dans un cas, par les acides minéraux dans l'autre, hâtent le retour au normal de l'acidité urinaire.

La modification de la densité urinaire se réalise avec des prises d'eau de 100 cc. à 120 cc. espacées de demi-heure en demi-heure, et avec une quantité totale d'eau d'Evian n'excédant pas 300 cc. à 350 cc. Les grandes doses sont question d'opportunité médicale. C'est le médecin traitant qui doit en déterminer les indications.

Les faibles doses d'eau d'Evian prises à jeun provoquent une action diurétique vraie. La quantité de liquide urinaire rendue dans les 24 heures devient supérieure de 300 à 500 cc. à la quantité totale des liquides pris en boisson dans les 24 heures. Il faut réaliser cet effet pour obtenir du traitement d'Evian la totalité de ses effets.

La quantité totale des solides urinaires des 24 heures augmente les premiers jours du traitement non par l'effet d'un entraînement mécanique mais par l'effet d'un meilleur et plus actif fonctionnement des cellules. Il y a disjonction de la diurèse des liquides et de la diurèse des solides, ce qui est démontré par l'excrétion horaire des solides urinaires et des liquides urinaires, et par le grand abaissement de la densité des urines pendant l'élimination de l'eau par les reins.

L'action de l'eau d'Evian est une action de réaction fonctionnelle de la cellule : c'est une erreur d'affirmer

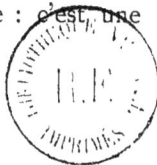

que son action n'est qu'une simple action de lavage. Si ce
n'était qu'une action de lavage, l'organisme serait absolu-
ment passif, et l'eau s'éliminerait pendant le traitement
chez tous les malades et chez tous les êtres bien portants,
toujours suivant le même mode. L'expérimentation
démontre que l'effet de l'eau d'Evian n'est pas fatal. Il ne
se produit pas s'il y a fièvre; s'il y a hyperazoturie vraie;
s'il y a dépression absolue des forces ; s'il y a dégénéres-
cence des cellules hépatiques ou des cellules épithéliales
des reins ; s'il y a albuminurie rénale avec altérations
épithéliales profondes; s'il y a eu et s'il continue à y avoir
abus habituel des liquides pris en boisson, quelle que soit
la nature des liquides.

Si l'action de l'eau d'Evian n'était qu'une question de
lavage il n'y aurait pas disjonction de la diurèse des
liquides et de la diurèse des solides. Il n'y aurait
pas modification dans les rapports des composants urinaires. On ne verrait pas une nutrition anormale revenir au
type physiologique, aussi bien dans son mode physique que
dans son mode chimique.

Les actions du traitement méthodique avec l'eau d'Evian,
que nos multiples observations nous ont permis de relever,
ne sont pas liées à la quantité absolue de l'eau. Les petites
quantités agissent souvent là où les grandes quantités restent
sans effet. Il n'y a pas proportionnalité directe entre
l'action et la réaction. Diminuer les doses, les espacer,
réduire les quantités de liquides pris en boisson dans les
24 heures, c'est souvent le moyen de provoquer la réaction
de l'organisme et de réaliser le déterminisme expérimental

qui permettra à l'eau d'Evian de manifester ses effets physiologiques : de rapide absorption par les voies digestives ;
de rapide circulation dans les éléments cellulaires ; de
rapide et totale élimination par les voies rénales, qui
sont les conditions indispensables à la manifestation
des divers effets que nous venons de synthétiser dans les
paragraphes précédents.

Des traitements complémentaires sont quelquefois associés
au traitement de l'eau d'Evian. Tous ces traitements
doivent tendre à favoriser la réalisation du triple effet :
de rapide absorption de l'eau d'Evian par les voies digestives ; de rapide circulation dans les éléments cellulaires ;
de rapide et totale élimination par les reins. Ils sont
quelquefois indispensables pour préparer à l'eau d'Evian
son action totale et régulière.

Sont contre-indiqués, pendant la cure, les traitements qui
retardent ou empêchent ce triple effet du traitement méthodique avec l'eau d'Evian.

Plusieurs traitements avec l'eau d'Evian ont pour résultat
le retour au type normal de la nutrition, d'un certain
nombre de modes pathologiques de nutrition.

Que devient devant toutes ces constatations d'ordre matériel l'affirmation de Max. Durand-Fardel, que nous avions
nous-même adoptée avant nos recherches : « qu'on a attribué
à l'eau d'Evian une signification thérapeutique et une portée
curative qu'on ne saurait admettre » ?

M. le Dr Constantin James pourrait-il encore écrire sur
l'eau d'Evian : « Je suis cependant obligé de reconnaître

que son action sur l'économie, d'accord en cela avec sa nullité chimique, est tellement anodine qu'on serait presque tenté de la lui contester. Elle n'a réellement d'autre caractère physiologique appréciable que la facilité merveilleuse avec laquelle l'estomac la supporte » ?

L'eau d'Evian est claire et limpide, son odeur et sa saveur sont nulles. Rien dans ses propriétés physiques ne dénote sa valeur thérapeutique, comme dit le rédacteur de l'article sur Evian-les-Bains du dictionnaire de Larousse. Il a fallu que le hasard se fît l'espion de sa puissance thérapeutique. Cette puissance est considérable, et, je puis affirmer aujourd'hui qu'aucune médication ne présente des effets physiologiques et des effets thérapeutiques plus manifestes, plus aisément constatables. Ils sont tous d'ordre matériel et mathématique. Tout médecin qui saura réaliser pendant quelques jours, l'absorption rapide, à jeun, de l'eau d'Evian prise en boisson, sa rapide circulation dans les éléments anatomiques, sa rapide et totale élimination par les voies rénales, relèvera l'ensemble des faits que nous venons de passer en revue. S'il lui arrivait de constater des résultats différents, qu'il n'oublie pas que quelque condition a changé. Nous ne sommes pas tous égaux devant l'eau d'Evian et nous ne restons pas toujours égaux à nous-mêmes devant l'eau d'Evian. C'est le rôle du médecin expérimenté de savoir nous ramener à cette égalité. Mais cette égalité ne sera réalisable que si l'état des forces n'est pas totalement épuisé, et que si les altérations organiques des éléments cellulaires peuvent encore être transformées avec retour de l'organisation cellulaire à l'état physiologique.

III.

Ce qu'est l'Eau d'Évian.

Qu'est-ce donc que cette Eau merveilleuse d'Evian ?

J'appelle l'eau d'Evian, *eau merveilleuse*, bien intention-
nellement, car c'est par son activité bienfaisante qu'elle
s'est imposée d'abord aux malades, puis aux médecins. Cette
eau ne paraît pas avoir été connue des anciens. Les anciens
attribuaient surtout l'action médicale des eaux minérales à
la thermalité élevée, et à Evian la thermalité est de 11° à
12° C. C'est le hasard qui en 1790 attira le premier malade
près de la source Cachat. Les médecins ne commencèrent
à publier des observations cliniques que vers 1836. Ils
eurent la main forcée par la continuité des effets bienfai-
sants de l'eau d'Evian. Les recherches chimiques ont été
plus souvent répétées que les recherches cliniques. Elles
ont été faites sur ces eaux dès la fin du dix-huitième siècle
par Tilleman, sur la demande du D\u02b3 Tissot de Lausanne,
médecin de M. le marquis de Lessert ; par Tingry en 1808
sur la demande de Cachat, propriétaire de la source qui
avait contribué à la guérison de de Lessert ; par Peschier en
1825 probablement sur la demande de Fauconnet qui par
lettres patentes du roi Charles-Félix était autorisé à établir

des bains publics à Evian avec la source d'eau alcaline
gazeuse qui sort d'un jardin appartenant à Gabriel Cachat;
par Barruel en 1844, sur la demande des nouveaux propriétaires. Les recherches de ces trois chimistes n'ont porté
que sur la source Cachat. En 1851, sur la demande de MM.
le Colonel Montmasson, le Commandant Madeleine et le
docteur Dupraz, l'école des mines de Paris analyse les
sources Gallaz, 1re du lavoir, 2me du lavoir, Corporeau,
Cachat. En 1861 c'est l'eau de la source Guillot qui est
analysée par Pyrame Morin, et encore sur la demande du
propriétaire. Une nouvelle analyse des Eaux d'Evian est
faite en 1870 sur la demande de la société anonyme des
Eaux minérales d'Evian-les-Bains par J. Brun, chimiste de
Genève : les sources analysées sont la source Cachat, la
source Vignier, les Nouvelles sources, la source Bonnevie,
la source Montmasson, la source Guillot. En 1882 J. A.
Barral analyse à Paris les sources municipales de l'Hôpital,
des Cordeliers, la Grande-Source. En mai 1890 c'est Ed.
Willm qui analyse à nouveau l'eau de la source Cachat, de
la source Bonnevie, de la Source Guillot, de la source
Montmasson ; et toujours les analyses sont faites sur la
demande des propriétaires ; comme seront faites ulté-
rieurement sur la demande de leurs propriétaires les
analyses de la source Vaudeau, de la source Preciosa, de
la source Première, de la source des Grottes, de la source
La Croix.

Les propriétaires font faire à leur frais ces analyses
parce qu'ils sentent que l'eau d'Evian est une valeur de
premier ordre. Ils voient tous les ans s'augmenter le nombre des clients qui viennent demander aux sources d'Evian

le bien être que le marquis de Lessert y trouva par hasard en 1790. Les eaux d'Evian n'auraient pas attendu cette date pour faire leurs preuves, s'il faut en croire l'affirmation de Joseph Desaix : il leur attribue la guérison merveilleuse du baron de la Rochette, atteint de la goutte, vers la fin du XVme siècle. Mais l'évolution médicale d'Evian n'a commencé qu'en 1790 avec la cure de de Lessert. De Lessert était le client du Dr Tissot de Lausanne, une des gloires de la Médecine Suisse. C'est cette heureuse circonstance qui valut à l'eau de la source Cachat de naître à la vie médicale et de devenir un agent thérapeutique. Tingry dans les observations qui accompagnent son analyse de 1808 rappelle cet incident médical dans les termes suivants : « Voici en peu de mots, le trait le plus saillant qui a fait connaître l'eau savonneuse de la source Cachat sous le point de vue médical.

» Un étranger que quelques jours de mauvais temps contraignirent à suspendre ses promenades d'Evian à Amphion, crut devoir substituer aux eaux martiales celles de la fontaine Cachat qui avaient la réputation d'être légères et très salutaires. Cet étranger était affecté de maux de reins, et il éprouvait des difficultés d'uriner. Dès le lendemain ses maux diminuèrent et il fut très agréablement surpris de trouver beaucoup de gravier dans son vase de nuit. Il compléta la cure en continuant l'usage de ces eaux. »

Le Dr Rieux nous donne sur cet incident des renseignements plus complets qu'il tenait de M. le chevalier de Blonay lié d'amitié avec le marquis de Lessert. Nous croyons utile de reproduire la page qu'il a écrite sur ce sujet parce qu'elle montre le rôle important du Dr Tissot de Lausanne dans la genèse de l'évolution thermale d'Evian. Sans l'heureuse intervention de Tissot le cas du marquis de Lessert serait resté sans lendemain.

» Le marquis de Lessert, d'Auvergne, âgé d'environ 60 ans, atteint de gravelle et de très fréquentes coliques néphrétiques dès sa 45me année, fut conduit à Evian par la renommée des eaux d'Amphion, les seules qui jusqu'alors fussent connues dans le Chablais.

» Peu satisfait de cette source (qui d'ailleurs n'était point applicable à ce genre de maladie) ; il en cessa l'usage. Se promenant un jour le long de la grande source qui domine les bains actuels, il remarqua que plusieurs personnes venaient de préférence puiser de l'eau à une petite fontaine qui jaillissait sous la clôture du jardin Cachat. La limpidité de cette eau l'engagea à en boire ; l'ayant trouvée agréable, légère et bien passante, il y revint plusieurs jours de suite, et, à son grand étonnement, s'aperçut bientôt qu'il urinait avec plus d'aisance, et que ses graviers passaient mieux ; au bout de quinze jours, disparition complète des coliques néphrétiques. Il crut alors avoir trouvé le remède qu'il cherchait depuis longtemps ; n'osant toutefois encore trop s'en flatter, et voulant en mettre l'efficacité à l'épreuve, il changea de source ; mais dix jours après il fut réveillé par une nouvelle colique néphrétique. Sur ce premier avertissement, il se fit apporter de l'eau de Cachat ; après quelques verres, il urina plus facilement, les graviers ne tardèrent pas à sortir, et les douleurs disparurent entièrement ; deux fois il répéta la même épreuve, et toujours le résultat lui donna l'assurance que ces eaux avaient sur lui une action très remarquable. C'est alors qu'il en écrivit à Lausanne au Dᶜ Tissot, qui le pria de lui en expédier quelques bouteilles pour en faire faire l'analyse. Le chimiste Tilleman en fut chargé; il reconnut que cette eau devait son activité à un principe alcalin d'une nature particulière. Dès cette époque, M. Tissot envoya chaque année des malades à Evian, et reconnut que cette eau avait par sa propriété adoucissante des analogies marquées avec le petit lait. Il conseilla à M. le marquis de Lessert, obligé de s'éloigner en 92, de s'en faire expédier régulièrement et de n'en plus cesser l'usage.

» Bientôt MM. les docteurs Butini (de Genève), médecin de la Princesse Borghese, sœur de Napoléon Iᵉʳ et Petit (de Lyon), préconisèrent l'eau de Cachat dans les maladies d'irritation.

» Le bruit de quelques guérisons remarquables se répandit dans un rayon de plusieurs lieues; la vertu de cette source s'accrédita, et le possesseur, voulant en faire alors une spéculation, fit enclore sa fontaine pour en vendre l'eau en bouteille. »

Les archives municipales conservent un document qui confirme partie des faits relatés par le Dᶜ Rieux relatif à la cure du marquis de Lessert. Ce document porte la date du 19 février 1793. Un autre certificat de cure fut encore délivré en 1793, dont trace est restée dans les délibérations de la municipalité, il porte la date du 20 février 1793: il fut donné à la citoyenne Marie-Françoise d'Angeville habitante à Belley, département de l'Ain pour avoir pris les eaux depuis environ le 15 mai et tous les mois de juin, juillet, août, septembre et partie d'octobre dernier. C'est

à M. Duplan que nous devons la connaissance de ces
pièces.

Cependant le développement de l'Evian thermal fut lent.
Pour une enquête sur les eaux thermales de la Haute-
Savoie faite en 1807 et qui devait indiquer le nombre
moyen des personnes qui fréquentaient les eaux minérales
d'Evian et d'Amphion, le maire d'Evian donne comme
chiffre moyen des baigneurs fréquentant Amphion environ
100 ; sur le chiffre moyen des baigneurs venant boire à la
source savonneuse, il ne donne aucune indication. Il se
contente de rappeler la cure de de Lessert. Le nombre des
baigneurs allait cependant en augmentant puisque depuis
1806 le propriétaire la faisait servir à des bains particu-
liers. Dans la brochure de Tingry publiée une année plus
tard en 1808 nous lisons : « Le hasard auquel la société
doit tant d'heureuses découvertes, et l'esprit d'inquiétude
qui travaille presque toujours les vrais malades, ont jeté
les fondements de la réputation dont ces eaux jouissent
depuis une vingtaine d'années. L'usage qu'on en fait depuis
lors sur les lieux et dans les départements voisins où on
les transporte, accroît cette réputation. Elle s'est établie
graduellement, sans aucun prôneur intéressé, et seulement
par l'heureuse circonstance qui rassemble annuellement
autour d'elle des personnes destinées à faire les honneurs
d'une source rivale, celle d'Amphion. Les eaux de la fontaine Cachat présentent aux buveurs un grand avantage,
c'est que le bien-être ne se fait pas attendre. »

Les diverses sources d'Evian ayant une grande analogie,
nous croyons inutile de reproduire toutes les analyses.

Nous nous contenterons de reproduire l'analyse de l'eau de la source Cachat qui a été mieux étudiée et plus long-temps étudiée dans ses effets physiologiques et thérapeu-tiques que l'eau des autres sources. Elle est le type par excellence des eaux d'Evian. Les composants chimiques des diverses sources sont les mêmes. Les diversités numé-riques quantitatives sont des plus minimes.

Parmi les diverses analyses qui ont été faites de l'eau de la source Cachat nous choisirons deux types d'analyses : l'analyse de J. Brun, chimiste de Genève, et l'analyse de Ed. Willm, de Lille, parce qu'elles se complètent l'une par l'autre. L'analyse de J. Brun est de 1869. L'analyse de Ed. Willm, porte la date du 14 mai 1890.

COMPOSITION DE L'EAU D'ÉVIAN — SOURCE CACHAT

. D'APRÈS L'ANALYSE DE ED. WILLM

Substances dosées par litre d'eau

Acide carbonique des bicarbonates .... gr.	0,2627
Acide carbonique libre.................	0,0105
Carbonate de calcium	0,1960
Carbonate de magnésium....................	0,0816
Carbonate de sodium........	0,0056
Phosphate de fer et de calcium	0,0008
Sulfate de sodium.......	0,0079
Sulfate de potassium	0,0052
Chlorure de sodium.......................	0,0030
Azotate de sodium	0,0029
Silice..................................	0,0142
Iode, lithium	Traces
Total des matières fixes par litre..............	0,3172

Résidu observé (1)......................... 0,3210
Résidu calculé d'après le groupement.......... 0,4247

Bicarbonates correspondant aux carbonates neutres
ci-dessus.

Bicarbonate de calcium 0,2822
—   de magnésium 0,1244
—   de sodium.................... 0,0089

Ed. Willm dans son analyse ne donne pas le dosage de la totalité des gazs que contient, à sa source, l'eau d'Evian (source Cachat). Il ne détermine que la quantité d'acide carbonique libre. L'eau d'Evian contient encore en abondance deux autres gazs, l'oxygène et l'azote, qui donnent à cette eau une aération parfaite. Le dosage en a été fait par J. Brun qui avait été recueillir l'eau à la source même, le 19 novembre 1869. La température de l'eau était de 11° 8 centigrades. Le temps était beau depuis huit jours.

Au nombre des substances dosables quantitativement J. Brun a relevé l'alumine qu'avait déjà rencontrée Tingry en 1808, et Peschier en 1825. Ed. Willm ne mentionne pas cette substance. Il ne mentionne pas non plus les traces de Manganèse, de Strontiane, de Matières bitumineuses, rencontrées par J. Brun. Aussi, n'est-ce pas une simple répétition que de donner avec l'analyse de Willm, l'analyse de J. Brun.

(1) La différence entre le total de l'analyse et le résidu observé représente à peu près la matière organique.

SOURCE CACHAT — SUBSTANCES DOSÉES PAR LITRE D'EAU.

D'APRÈS L'ANALYSE DE J. BRUN

Résidu à 110° C.   gr. 0,3030
    Gazs.

Gaz azote *en volume* 16,05 c.m.c. *en poids* gr. 0,0201
— oxygène   —   5,5 c.m.c.   —   — 0,00788
    Acides

Acide carbonique total...................... 0,2901
— Sulfurique 0,0054
— Azotique............................ 0,0038
— Phosphorique....................... 0.0003
— Chlore............................. 0,00063
    Bases

Potasse 0,00201
Soude 0,0066
Ammoniaque................................. 0,0001
Magnésie................................... 0,03595
Chaux 0,11007
Alumine 0,002
Protoxyde de fer........................... 0,00127

Manganèse, Strontiane, Matières bitumineuses traces,
Glairine .... gr. 0,1460
Silice..................................... 0,01002
    Total des éléments .... gr. 05,1083

J. Brun dans son mémoire a spécifié toutes les méthodes d'analyse qu'il a employées et tous les réactifs dont il s'est servi. Le contrôle de ses recherches est des plus aisé.

Dans quelle catégorie d'eaux minérales faut-il classer l'eau d'Evian, d'après les analyses multiples et variées qui ont été faites de 1790 à 1890?

L'eau d'Evian contient des bicarbonates puisque, à côté de l'acide carbonique libre, on a pu doser l'acide carbonique des bicarbonates.

Les bicarbonates des eaux d'Evian (source Cachat) se classent d'après leur importance quantitative de la manière suivante :

Bicarbonate de calcium .... gr. 0,2822

— de magnésium 0,1244

— de sodium.............. 0,0089

En carbonates neutres, les sels de calcium, de magnésium, de sodium, donnent les quantités suivantes : d'après l'analyse de Willm :

Carbonate de calcium .... gr. 0,1960

— de magnésium 0,0816

— de sodium................ 0,0056

L'ensemble des divers autres composants solides de l'eau d'Evian est des plus minimes : moins de quatre centigrammes : (en chiffre réel gr. 0,0378.)

L'eau d'Evian est donc, d'après l'importance numérique des composants, une eau bicarbonatée calcique et magnésienne.

Mais les doses de ces bicarbonates sont si faibles, que, si, comme je l'ai dit déjà, le hasard ne s'était fait l'espion de ses qualités thérapeutiques, elles seraient encore ignorées. Quel médecin, quel chimiste, avec les conceptions de la matière que nous avions encore il y a quinze ans, aurait reconnu une eau de valeur médicale dans une eau ne contenant, comme résidu fixe à 110° C. que gr. 0,3030 d'après l'analyse de J. Brun et que gr. 0,3172, d'après l'analyse de Ed. Willm ; Ed. Willm ne dit pas à quelle température il a porté le résidu. Dans mon esprit, la conviction que leur valeur thérapeutique était contestable, était si profondément enracinée en 1887, que je commençai mes recherches, comme je l'ai dit déjà, avec un programme tout négatif : Prouver scientifiquement qu'elles étaient négligeables au point de vue médical et que tous les bienfaits que les malades retiraient de leur séjour à Evian devaient être rapportés à l'excellence de son climat.

Mais la connaissance des modes d'être de la matière s'est complétée avec les progrès de la physique. Nous pouvons nous faire, aujourd'hui, de l'eau d'Evian une conception des plus nettes. Cette conception, permet d'expliquer son action thérapeutique.

Avant les acquisitions récentes de la physique, relatives aux courants de haute fréquence, aux oscillations Hertziennes, aux solutions salines, et enfin aux radiations nouvelles, rayons cathodiques, rayons de Rœntgen et rayons de Becquerel « nos notions sur les modes d'être de la matière se bornaient, dit M. le Prof. Dastre, aux notions que la physique nous fournit sur la *molécule* et la chimie sur *l'atome*. L'atome est *l'élément chimique* des corps simples : les énergies chimiques sont inhérentes à l'atome : les forces chimiques s'exercent seulement entre atomes, et leur caractère est de n'agir qu'aux plus courtes distances. On admet que les atomes n'existent qu'en combinaison.

» D'après cela, nous ne pouvons connaître les atomes eux-mêmes. Nous ne connaissons que des molécules. Les molécules sont les *éléments physiques* des corps... Les diverses *énergies physiques* sont attachées aux molécules : les forces physiques s'excercent entre molécules, tandis que les forces chimiques n'agissent qu'entre les atomes : le caractère des premières est d'avoir un rayon d'action plus grand que les autres. «Aux deux éléments de la matière, l'atome et la molécule, les études exécutées en électricité, et à propos des solutions étendues des sels, ont ajouté un nouvel élément qui est l'*ion*.» L'*ion*, dit Dastre à qui nous empruntons le résumé de toutes ces notions, est une *molécule spéciale, spéciale aux corps conducteurs de l'électricité*, elle est revêtue d'une atmosphère électrique. Cette charge change tout-à-fait les propriétés de l'atome ou de la molécule. *L'élément est alors très étroitement dominé par les forces électriques.* On comprend donc que les ions se comportent tout autrement que les éléments nus : et l'on en a autant d'exemples que l'on peut souhaiter. En voici un : le zinc ordinaire présente à un haut degré la propriété d'être attaqué par l'acide chlorhydrique : mais si on le charge d'électricité, en le maintenant en rapport avec le pôle positif d'une pile forte, il reste tout-à-fait réfractaire et intangible. *L'ion se détruit souvent, en se déchargeant, et le groupement qui le constituait ne subsiste plus :* ses parties mêmes disparaissent dans les réactions : l'ion SO^4 par exemple se résout en oxygène et anhydride sulfurique.

» Enfin, d'autres physiciens ont introduit récemment les *électrons*, nouveaux facteurs qui ne sont autre chose que les tourbillons électriques qui chargent ordinairement les ions, *mais qui peuvent exister à l'état libre.*

» Il existe deux espèces d'*ions.* Ceux qui sont fournis par l'électrolyse des molécules, *ions moléculaires* : et ceux qui existent dans les gaz raréfiés de l'ampoule de Crookes, *les ions atomiques.*

» En fin de compte, conclut M. le Professeur Dastre, il y a donc lieu de distinguer, comme résultant du démembrement de la matière universelle, cinq espèces de corps : les *ions d'électrolyse*, les *ions des gaz raréfiés* ou ions atomiques, beaucoup plus petits que les précédents, puis les *électrons* qui sont les charges électriques en tourbillon de ces ions, considérés à part, et enfin les *molécules ordinaires* et les *atomes ordinaires.* »

Dans l'eau d'Évian nous trouvons en fonction les ions d'électrolyse. Cette eau est au point de vue physico-chimique une eau à ionisation presque totale, un seul composant est incomplètement ionisé. La démonstration de ce fait nous est donnée par les études exécutées en électricité et à propos des solutions étendues des sels.

Les solutions étendues modifient le mode physique des corps conducteurs de l'électricité. Les sels, acides et bases subissent facilement la décomposition par le courant électrique et ils se séparent en groupes qui s'isolent aux électrodes : *les ions.*

« Cette séparation, dit M. le Professeur Dastre, que l'on croyait être l'effet du passage du courant, S. Arrhénius a émis l'hypothèse qu'*elle en était la cause* et préexistait à l'action électrique. *Les molécules seraient, dans les solutions, naturellement dissociées en ions, chargés d'électricité.* Dans les solutions de concentration moyenne, il y en aurait un plus ou moins grand nombre de dissociées, à côté d'un certain nombre qui sont intactes. *A mesure que la dilution augmente, la dissociation augmente aussi : pour une dilution suffisante, la dissociation serait complète.* Les sels à acide fort, et à base forte, sont déjà dissociés lorsque la solution renferme le poids moléculaire dissous dans 1000 litres ou 1 mètre cube. Ceux dont la base seule ou l'acide seul sont forts approchent de cet état. Au même degré de concentration, les sels à acide faible ou base faible en sont encore très éloignés.

» Pour les solutions extrêmement étendues, le nombre des *ions* serait donc dans un rapport simple avec celui des molécules primitives du corps dissous, puisque chacune de celles-ci fournit un nombre déterminé de ions. Par exemple, si nous considérons le chlorure de sodium NaCl, et que nous en fassions une solution contenant le poids moléculaire 58 gr. 35 dans un mètre cube (1000 litres), cette solution pourra être considérée comme entièrement dissociée, chaque molécule aura formé deux ions, un ion positif Na et un ion négatif Cl. *Or la pression osmotique d'une telle solution est double de ce qu'elle devait être, ainsi que s'en est assuré Arrhénius...*

» De même, avec le sulfate de potasse, dont la molécule K^2SO^4 formait trois molécules dissociées, trois ions, à savoir 1 molécule SO^4 et deux molécules K, la pression osmotique serait triplée. Si l'on prend en effet une solution assez étendue pour être entièrement dissociée, c'est-à-dire contenant en poids moléculaire 174 grammes dissous dans un mètre cube la pression osmotique, au lieu d'être 1,79 (en centimètres de mercure) sera 5,37, c'est-à-dire le triple. Avec le phosphate de potasse K³ PO⁴, dont la molécule en fournit 4, la pression osmotique sera le quadruple de la pression normale, si l'on considère la solution extrêmement étendue, complètement dissociée. Et ainsi de suite. »

Ces faits nous donnent la clef de la puissance osmotique de l'eau d'Evian. Multipliez par 1000 les quantités de sels rencontrés dans les résidus d'un litre d'eau d'Evian. Vous n'obtiendrez la solution renfermant le poids moléculaire dissous dans 1000 litres, ou un mètre cube, que pour une seule substance : le carbonate de calcium.

La quantité de chlorure de sodium est par litre de trois milligrammes. Les mille litres contiendraient à peine trois grammes, or la dissociation du chlorure de sodium est complète lorsqu'elle contient le poids moléculaire 58 gr. 35.

La quantité de sulfate de potassium est par litre de cinq milligrammes 2. Les mille litres en contiennent cinq grammes deux décigrammes. Or la dissociation du sulfate de potassium est complète lorsque les 1000 litres contiennent 174 grammes de sulfate de potassium.

Si nous appliquons ce calcul aux divers composants de l'eau minérale d'Evian, on trouve que la dissociation des sels est complète à une seule exception près; celle du carbonate de calcium. Ils sont pour ainsi dire volatilisés dans l'eau puisque à mesure que la dilution augmente, la dissociation augmente aussi. Elles sont comparables à un gaz considérablement raréfié, si nous nous en rapportons à la théorie sur l'osmose de Van t'Hoff.

Sous un petit volume de matière minérale l'eau d'Evian présente un très grand nombre de molécules ; et ces molécules sont toutes très petites, parce que ce ne sont pas des molécules ordinaires, ce sont des molécules ionisées.

La petitesse de la molécule doit être prise en considération, car elle facilite la pénétration de la matière minérale à travers la paroi de la cellule, pour les cellules à membrane, et à travers la couche ectoplasmique, pour les cellules sans membrane.

L'hémiperméabilité absolue n'existe pas. Ce qui le prouve c'est la pénétration de la matière colorante qui va se fixer sur le noyau.

Mais l'hémiperméabilité si elle n'est pas absolue, existe cependant à un degré très accentué et rend difficile le passage des grosses molécules. Je me demande même si elle n'est pas une condition organique structurale qui, rendant facile le passage de l'eau, à cause de la petitesse de sa molécule, et difficile le passage de la matière minérale, réalise les conditions d'ionisation de la matière minérale près de la paroi et dans la paroi même de l'éctoplasme. J'aborderai cette question dans un prochain mémoire sur le rôle que joue l'eau en mouvement dans les fonctions physico-chimiques des êtres vivants. Qu'il me suffise pour le moment d'émettre l'hypothèse ; et poursuivons l'étude de ce qu'est l'eau d'Evian.

L'Eau d'Evian par l'ensemble de ses composants a une très grande analogie minérale avec le plasma sanguin et avec le suc musculaire ; et par ces deux principaux composants avec le tissu musculaire et avec le protoplasma de toutes les cellules. Le plasma sanguin contient tous les

minéraux et métalloïdes que contient l'eau d'Evian, moins
l'acide azotique et l'alumine : mais il contient les composants minéraux en quantité telle qu'il n'y a pas dans le
plasma décomposition en *ions* des sels et des bases. Les
mille litres de plasma sanguin contiendraient en solution
plus que le poids moléculaire de chaque composant
minéral. Or le poids moléculaire par 1000 litres est la
condition requise pour l'ionisation des sels et des bases.

Malgré l'analogie de composition minérale du sérum
sanguin et de l'Eau d'Evian, on ne réalise pas avec le
sérum administré à l'intérieur, les modifications hydro-
dynamiques cellulaires et les transformations nutritives
qu'on réalise avec l'eau d'Evian méthodiquement employée.
Ce résultat me semble confirmer la théorie qui admet que
c'est à l'ionisation de ses composants chimiques que l'eau
d'Evian doit son action tout-à-fait spécifique.

Cette théorie est encore confirmée par la différence
d'effet que produit l'eau d'Evian et le suc musculaire.
Le suc musculaire est aujourd'hui très couramment et
très avantageusement employé par la médecine pour la
réminéralisation organique ; mais il n'agit pas suivant les
mêmes modes que l'eau d'Evian. Le suc musculaire contient
tous les minéraux que contient l'eau d'Evian, comme le
démontre le tableau comparatif que nous allons établir
ci-dessous, mais il les contient en quantité telle que
l'ionisation ne peut plus exister comme elle existe complète
dans l'eau d'Evian. Aussi est-il incapable de réaliser le
rapide mouvement osmotique que réalise l'eau d'Evian.
Le suc musculaire d'un kilogramme de muscle vivant de
l'homme contient 7 gr. 39478 de minéralisation. Un litre

d'eau d'Evian n'en contient que o gr. 303 ; d'après l'analyse de J. Brun ; et o gr. 3172 d'après l'analyse d'Ed. Willm.

L'eau d'Evian contient par litre à l'état ionisé le calcium et le magnésium (gr. 0,03595 de magnésie, gr. 0,11007
de chaux). Le tissu musculaire présente par kilogramme de
muscle vivant de l'homme o gr. 054 de magnésie et o gr. 083
de chaux qui sont avec une très minime quantité de Fluor
(o gr. 0000687), les soutiens minéraux directs de son
protoplasma. Le calcium et le magnésium sont dans le
corps même de toutes les cellules à l'état d'albuminates.
La matière protéique faisant fonction d'acide dit J. Gaube
(du Gers) s'unit toujours aux mêmes bases, la chaux et la
magnésie. La forme du protoplasma est mobile, mais la
composition du protoplasma est permanente. L'ionisation
rendant facile le passage de la matière minérale à travers
l'ectoplasme cellulaire permet dans le traitement d'Evian
la réminéralisation des protoplasma. C'est à l'heureuse
coïncidence de l'identité de minéralisation du protoplasma
et de la minéralisation magnésienne et calcique de l'eau
Cachat qu'est, très probablement due, l'action si puis-
sante que le traitement d'Evian exerce sur la nutrition de
tous les éléments cellulaires ; et que révèle la réduction plus
complète à l'état d'urée de tous les composants albuminoïdes,
et la réduction plus rapide de l'oxyhémoglobine. La suractivité fonctionnelle aérobie et la suractivité fonctionnelle
anaérobie s'associent dans ce traitement. Constater le fait,
c'était une satisfaction partielle de l'intelligence ; mais,
découvrir le pourquoi c'est la satisfaction totale de ses
aspirations. Dans nos recherches nous avons progressé
lentement mais méthodiquement. Lorsque nous nous remé-

morons les idées que nous avions sur l'activité de l'eau d'Evian, il y a 16 ans, et que nous les rapprochons des acquisitions positives que nous venons de résumer dans ces quelques pages nous sommes heureux d'avoir suivi les conseils que Pasteur donnait à son élève Raulin : « Ne prenez toujours pour guide que l'expérience. » Montrez-vous très sévère dans vos déductions. »

LA MINÉRALISATION DE L'EAU D'ÉVIAN
DU SUC MUSCULAIRE ET DU TISSU MUSCULAIRE.

L'ANALYSE DE L'EAU D'EVIAN EST DE J BRUN.
LES ANALYSES DU SUC MUSCULAIRE ET DU TISSU MUSCULAIRE SONT DE J. GAUBE (DU GERS).

	Du suc musculaire p. 1000 gr.	du tissu musculaire p. 1000 gr.	de l'eau d'Evian p. litre
Acide phosphorique.	0,74	0,00	0,0003
Acide sulfurique ...	0,32	0,00	0,0054
Chlore...........	1,00	0,00	0,00063
Chaux...........	0,226	0,083	0,11007
Magnésie	0,362	0.054	0,03595
Potasse..........	3,00	0,00	0,00201
Soude...........	1,17	0,00	0,0066
Fer métallique.....	0,175	0,00 Protoxyde de fer	0,00127
Alumine.........	0,133	0,00	0,002
Manganèse........	0,0093	0,00	. Traces
Fluor	0,00043	0,0000687	Néant
Silice...........	0,259	0,00	0,01002
Ammoniaque	0,00	0,00	0,0001
Acide azotique	0,00	0,00	0,0038

Nota. — D'après les analyses de Ed. Willm, l'Eau d'Evian contiendrait en outre des traces d'iode et de lithium.

En terminant ce travail je n'ai qu'un désir à exprimer: c'est que mes confrères veuillent bien contrôler mes recherches.

Je les prie de ne pas se contenter de prescrire l'eau d'Evian. Cette eau demande à être administrée méthodiquement à jeun.

Il faut réaliser la triple condition du succès de son emploi : la rapide absorption par les voies digestives, la rapide circulation dans les éléments anatomiques et la rapide et totale élimination par les voies urinaires.

Dans ce traitement il n'est plus permis de rien admettre de vague. Nous réalisons ici des expériences de physiologie. Quand les résultats ne seront pas univoques, c'est que quelque condition aura changé. Ce sera à la sagacité de l'expérimentateur de trouver la raison de la différence d'effet.

Le succès de la médication n'est pas entièrement sous l'influence du médicament. Elle ne réalise ses effets bien souvent que par la modification de méthode dans l'emploi.

Il faut approprier la quantité à la réaction de l'organisme. C'est là le secret du succès non seulement du traitement d'Evian, mais de tous les traitements.

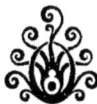

DEUXIÈME PARTIE

Les Indications et Contre-Indications du traitement méthodique avec l'Eau d'Évian.

Les indications et les contre-indications du traitement méthodique d'Evian sont toutes posées par les connaissances que nous avons acquises sur les actions physiologiques de l'eau d'Evian.

Elles sont commandées :

Les unes par la rapide élimination de l'eau par les voies rénales ;

Les autres par la rapide absorption par les voies digestives ;

Les autres enfin par sa rapide circulation dans les éléments anatomiques.

Nos recherches démontrent entre autres faits que le traitement méthodique d'Evian est le traitement par excellence des maladies par atonie fonctionnelle de tous les organes et de tous les systèmes, et des maladies de la nutrition, dites par ralentissement, lorsqu'elles sont arrivées *à la période de ralentissement vrai :* ce qui se reconnaît à la circulation lente des boissons dans l'organisme, à l'abaissement des résidus urinaires des 24 heures et à l'abaissement plus spécialement de l'urée, de l'acide urique et des chlorures.

Cette spécialisation nouvelle du traitement méthodique d'Evian a sa démonstration dans des faits d'ordre physique et chimique tous constatables la balance à la main. Son action se démontre par les preuves qui ont transformé les sciences agricoles : « J'entends par preuve, écrivait Boussingault (Écon. Rurale T. II. p. 488) un résultat précis obtenu à l'aide de la balance. » La balance qui a transformé la *chimie*, qui a transformé *l'agriculture*, transformera la *médecine* en matérialisant le mode d'étudier et d'apprécier les médications. Le traitement d'Evian nous fournit mieux qu'une prévision de ce résultat. Il nous en donne la démonstration évidente.

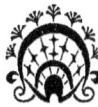

I

Indications déduites de la rapide élimination

de l'Eau par les reins.

1º — L'eau d'Evian dans les maladies des voies urinaires non compliquées. — Le traitement méthodique d'Evian, par ses effets sur la sécrétion urinaire et par ses effets sur la composition urinaire, est indiqué dans toutes les maladies qui nécessitent un lavage, au vrai sens du mot, des *tubes droits des reins*, des *bassinets*, des *uretères*, de la *vessie*, de l'*urèthre*; et dans tous les troubles fonctionnels des organes urinaires se compliquant d'*irritabilité doulou-reuse*. Il est par conséquent utile dans l'obstruction des reins par l'acide urique, dans les pyélytes, dans les pyélo-néphrites, dans les cystites, dans les urèthrites.

Tous ces organes, quand il a été possible de réaliser la rapide élimination de l'eau par les reins sont mis, par leur surface interne, au contact d'une urine neutre, de très faible densité, et qui, vu la quantité de chlorures qu'elle contient et la diminution accentuée des divers composants urinaires, peut être comparée à un sérum artificiel chloruré. Les solutions étendues de chlorure de sodium n'irritent pas les épithéliums; ils favorisent au contraire leur régénération.

L'analyse suivante, type de multiples analyses, que nous avons nous-mêmes contrôlées, nous démontre la réalité des propositions que nous venons d'émettre. L'analyse est rapportée au litre :

Densité...................	1,002
Solides urinaires.......... .	4,66
Urée	2,87
Chlorures.............	1,50
Acide phosphorique........	0,190

On obtient cette urine, alors même qu'il n'est pris que des doses totales de 380^{cc} à 400^{cc}, divisées en trois à quatre prises de 100^{cc} à 120^{cc}, bues, à jeun, et à l'intervalle l'une de l'autre d'une demie heure.

Il est facile de maintenir la sécrétion d'une urine de composition très analogue pendant plusieurs heures, en buvant à des intervalles réguliers d'une demie heure. S'il était utile d'en augmenter la masse il suffirait de porter les prises à 200^{cc} et de les rapprocher de quart d'heure en quart d'heure. On arrive à prendre et à éliminer très facilement dans la matinée de 2000^{cc} à 2100^{cc} centimètres cubes d'eau.

Voici un exemple de cette action remarquable :

Bu de 7 h. 10 du matin à 9 h., de 2000 à 2070^{cc} d'eau de la source Cachat, par prises de 225^{cc} chaque. Eliminé à 11 heures du matin 2383^{cc} d'urine. Le mode d'élimination et la densité des urines méritent d'être relevés en tableau pour confirmer nos propositions.

La première prise d'eau a été bue à 7 h. 10

Heures des mictions		quantités en cc.		Densités
1re à 8 h. 15	....	390	.....	1011
2me 8 h. 51	.. ....	500	.....	1004
3me 9 h. 35	....	500	.....	1004
4me 9 h. 45	....	325	.....	1002
5me 10 h. 17	....	355	.....	1002
6me 10 h. 48	....	208	.....	1003
7me 11 h.	....	105	.....	1003
Total.......		2383		

Ces sept mictions ont donné une urine de densité moyenne de 1003 ; contenant par litre, 6 gr. 99 de matériaux solides : avec 2 gr. 35 d'urée, 0 gr. 1704 d'acide phosphorique et 2 grammes de chlorures.

Une sécrétion de pareille composition est comme un pansement sédatif pour les muqueuses des voies urinaires en état inflammatoire chronique ou en état d'irritabilité. On s'explique que ce soit la sédation du côté des voies urinaires qui ait attiré l'attention des personnes malades et l'attention des premiers observateurs qui ont eu à étudier les effets de l'eau Cachat (Dr Rieux, Dr Civiale).

L'eau d'Evian s'élimine par les reins, après entraînement, 15 à 16 fois plus vite que les tisanes diurétiques réputées les plus actives. Il est facile de faire éliminer par les reins en 20 minutes de 300 à 350 centimètres cubes d'une urine identique à l'urine dont nous avons donné l'analyse plus haut. La rapide sécrétion d'une pareille urine a ses indications quand il est besoin d'entraîner des calculs de petit volume, des bouchons muco-purulents.

C'est en outre un procédé de facile application pour redonner, peu à peu à la vessie sa capacité. Des vessies qui ne supportent pas les lavages par la sonde, à cause de leur irritabilité réflexe, se laissent distendre peu à peu et redeviennent capables de garder sans douleur de 200 à 250 cent. cubes de liquide urinaire. Nulle médication ne prépare mieux à la guérison progressive les vessies irritables, que le traitement d'Evian ; quand on sait en varier le mode d'après la réaction de la sensibilité vésicale.

C'est également du mode de traitement que dépend le dégagement avec l'eau d'Evian des tubes urinaires droits obstrués par de petits calculs ou par de l'acide urique en cristaux irréguliers. Il faut dans les cas de cette nature progresser avec lenteur dans les quantités et espacer les prises. Les fortes doses congestionneraient les reins à un degré tel que l'anurie pourrait s'en suivre et des retentissements sérieux du côté du cœur se manifester. Chez les malades atteints de semblables complications matérielles le succès dépend de la prudence du médecin et de l'obéissance des malades. Une fois les petits calculs expulsés et les tubes droits dégagés, ces malades rentrent, au point de vue du traitement, dans les conditions des malades ordinaires. On peut arriver aux fortes doses, s'il y a indication de fortes doses.

2º. — L'eau d'Evian dans les maladies des voies urinaires compliquées. — Il est rare que les maladies des voies urinaires soient purement localisées. Il en est qui se compliquent d'infections microbiennes avec retentissement sur l'état général. Les maladies primitivement localisées, lorsqu'elles arrivent à la chronicité, deviennent souvent la cause directe d'une infection générale par résorption septique.

Le traitement d'Evian est encore puissant contre toutes ces complications à cause de l'activité remarquable qu'il imprime et à la fonction aérobie et à la fonction anaérobie de toutes les cellules de l'organisme. S'il fallait agir par des antiseptiques directement sur les voies urinaires malades, le traitement d'Evian rend possible les interventions pharmaceutiques. Les préparations qui n'altèrent pas la composition de l'eau ne font pas perdre à l'eau d'Evian sa propriété de rapide élimination.

Une conséquence heureuse du traitement d'Evian, appliqué aux maladies des voies urinaires, qu'il nous reste à signaler, est la suivante. En guérissant les muqueuses enflammées et en relevant l'état général, par la régularisation des actes physico-chimiques de la nutrition, il combat les atonies musculaires, et redonne ainsi à toutes les dépendances de l'appareil urinaire la tonicité, la contractilité et la sensibilité physiologiques. Plusieurs traitements sont souvent nécessaires pour obtenir un résultat complet. Ce qui doit calmer l'impatience du malade et l'entraîner à une obéissance absolue aux prescriptions du médecin c'est la certitude que la médication pharmaceutique ne peut lui fournir rien de plus actif. D'ailleurs, les deux médications ne s'excluent pas ; elles se prêtent au contraire un mutuel appui. Elles se complètent.

II

Indications déduites de la rapide absorption
de l'Eau par les voies digestives.

Le premier terme de l'action physiologique de l'eau d'Evian, la rapide absorption par les voies digestives, a aussi ses indications spéciales :

1°. — Dans le traitement de la parésie stomacale.

Le siège principal de son absorption est dans l'intestin grêle. Comme elle est froide (11° 8 c) et bien aérée, elle réveille la contractilité de l'estomac. Si l'estomac est en état de parésie, un léger massage stomacal est un adjuvant utile pour amener l'eau à son foyer de rapide absorption. Quand l'eau est retenue dans l'estomac l'absorption n'a pas lieu. Le traitement reste sans effet. Par un méthodique entraînement, le traitement d'Evian redonne à l'estomac sa tonicité et sa contractilité. On voit des estomacs énormément dilatés par simple parésie, et dont la parésie se compliquait des troubles infectieux habituellement liés aux fermentations stomacales, revenir à leur dimension physiologique après deux ou trois traitements d'Evian. Tous ces troubles infectieux disparaissent quand on a réalisé, à jeun, le triple effet physiologique, caractéristique de l'eau d'Evian : rapide absorption par les voies digestives, rapide circulation dans les éléments anatomiques, rapide et totale élimination par les voies urinaires. C'est à cet effet physiologique qu'est dû le résultat du traitement, et non à sa température. En effet, de l'eau d'Evian portée à la température de 25° à 30° C. produit les mêmes effets que l'eau à la température de la source, 11° 8 C. C'est un point important à connaître en pratique médicale, car certains estomacs très irritables ne supportent le traitement d'Evian qu'avec l'eau portée à 25° ou 30° C. L'irritabilité cesse après quelques jours de cure. L'eau à la température de la source peut alors être prescrite avec avantage.

2°. — Dans l'atonie sécrétoire de l'estomac et du pancréas.

A la parésie musculaire de l'estomac s'associe souvent *l'atonie sécrétoire.* Le traitement d'Evian intervient ici utilement pour réveiller les fonctions des glandes gastro-intestinales. Elle réussit là où les eaux bicarbonatées fortes échouent. Les recherches du Professeur Pawlow de St. Pétersbourg nous ont donné la raison de ce fait établi depuis longtemps par la thérapeutique thermale. « Les sels de soude alcalins et le chlorure de sodium se sont montrés dans toute les expériences, dit Pawlow, des agents d'inhibition pour les glandes de l'estomac et le pancréas. Ils constituent la médication par excellence quand il y a *continuité* de travail dans les glandes gastriques. Leur intervention rompt brusquement le travail excessif de l'organe malade, et peut, de ce fait, amener la disparition de l'état pathologique et le retour à la normale.» Les eaux faiblement minéralisées d'Evian sont indiquées dans les cas de troubles gastriques caractérisés par *l'atonie sécrétoire.*

Eaux ionisées et eaux alcalines fortes sont aptes à guérir les dyspepsies ; mais elles ne s'appliquent pas *aux mêmes périodes* de ces maladies.

Dans leurs expériences, le Prof. Pawlow et son élève le Dr Chigin ont toujours obtenu une sécrétion de suc gastrique dans le petit estomac de leurs chiens toutes les fois qu'ils introduisaient dans le grand estomac de 400 à 500 centimètres cubes d'eau. Le fait avait déjà été constaté par Heidenhain de Bresleau et confirmé par le Prof. Ssanozki. Chez les chiens, dont les nerfs vagues sont sectionnés au-dessous du diaphragme, le Dr Jürgens n'a jamais observé de sécrétion sous l'influence du repas fictif ; il a pu constater, au contraire, une sécrétion non douteuse dès qu'il versait de l'eau dans l'estomac. C'est l'action de l'eau, se manifestant sur une grande surface de la muqueuse gastrique, qui produit un résultat positif constant. Dans les cas où il n'y a pas de sécrétion psychique par manque d'appétit, l'eau pourra être l'agent qui mettra en branle le travail sécrétoire, d'abord de l'estomac, du pancréas ensuite.

« L'introduction d'eau dans l'estomac, dit le Prof. Pawlow, provoque la sécrétion du suc pancréatique. Vient-on à verser dans l'estomac d'un chien, à son insu, et les glandes gastriques étant au repos, 150 centimètres cubes d'eau, on voit, deux à trois minutes après, la sécrétion du suc pancréatique commencer ou se renforcer notablement. Attend-on encore une à deux minutes, puis évacue-t-on l'estomac on recueille alors habituellement un peu d'eau ou mieux un

liquide neutre ou quelque peu alcalin. — Expériences du
Dr Damaskin. — La conclusion qui s'impose est claire et
libre de toute objection : « l'eau est un excitant propre,
direct de l'appareil d'innervation du pancréas » (Pawlow).

Il est facile de comprendre, après des expériences aussi
précises, le réveil de l'appétit pendant le traitement d'Evian.
Ce réveil du désir de manger est un des premiers effets
qui attire à Evian l'attention des malades. Ce réveil
nous avait paru, jusqu'à présent, un peu mystérieux. Nous
en connaissons aujourd'hui la raison suffisante. Nous
comprenons aussi pourquoi ce sont les neurasthéniques
déprimés qui sont plus que tous autres appelés à bénéfi-
cier du traitement d'Evian. Le réveil de l'appétit est de
cause directe. Il a lieu même quand l'appareil nerveux ne
transmet pas à l'estomac l'impulsion psychique. Le liquide
absorbé suffit pour assurer la mise en train et la continuité
du travail de l'estomac (Le Prof. Pawlow).

Cet effet se réalise à son maximum d'intensité quand l'eau,
après avoir baigné largement l'estomac se déverse rapidement dans l'intestin. C'est le résultat qu'on obtient à Evian si
le traitement est méthodiquement fait, c'est-à-dire si la
quantité ingérée est mesurée à la réaction de l'organisme.
On reconnaît qu'on a dépassé la mesure physiologique
individuelle quand la personne en expérience n'élimine pas
rapidement par la sécrétion urinaire la totalité de l'eau
absorbée. Dans le traitement d'Evian, quelle que soit la
phase de l'action physiologique que nous utilisons dans
l'intérêt des malades, rien ne peut être laissé au hasard.

Les insuccès, dans les cas qui sont du ressort du traitement d'Evian, sont liés à des erreurs de méthode, toutes les fois que l'organisme est encore capable de réaction. S'il n'est plus capable de réaction le traitement intervient trop tard. Il intervient trop tard aussi si les glandes sont profondément dégénérées. Entre le début des maladies et ce terme final il y a un long espace de temps qui permet la guérison. C'est ici comme partout question d'opportunité et de méthode.

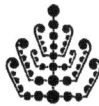

III.

Indications déduites de la rapide circulation
de l'Eau dans les éléments cellulaires.

L'action directe de l'Eau d'Evian sur l'intérieur de la cellule commence dans les épithéliums des voies digestives, et se termine aux épithéliums des reins. Il est probable qu'elle traverse tout l'organisme sans perdre son ionisation. L'état d'ionisation la soustrait aux réactions moléculaires habituelles, comme la tension électrique soustrait le zinc à l'attaque de l'acide chlorhydrique. Par l'ionisation elle possède un pouvoir osmotique qui se fait sentir sur tous les éléments anatomiques. Elle conserve ce pouvoir en s'engageant dans les radicules les plus fines des lymphathiques de l'appareil digestif et dans les capillaires des villosités intestinales.

Elle le conserve encore lorsque, après s'être répartie entre les diverses branches de la veine porte, elle va traverser les capillaires pour passer dans les veines sus hépatiques, dans la veine cave inférieure, puis dans le cœur droit.

En allant du cœur droit au rein, elle irrigue les deux poumons, le cœur gauche, puis se répartit entre tous les organes et tous les tissus, en conservant toujours l'ionisation, qui est

la cause de sa puissance thérapeutique. Il n'est pas d'élément cellulaire qui pendant ce long circuit de l'eau ne soit
soumis à son action directe.

L'effet de l'eau d'Evian n'est pas fatal. Il lui faut, pour
se réaliser dans sa plénitude, le consentement de l'organisme. Lorsque l'entraînement a préparé tous les éléments
cellulaires à la réaction qui doit suivre l'action spéciale de
l'eau d'Evian, le terme final de son action se manifeste:
elle sort rapidement de l'organisme à travers les reins, en
donnant au mode de sécrétion urinaire et à la composition
des urines les caractères remarquables que nous avons appris à connaître en étudiant les indications du traitement
d'Evian qui se déduisent de leur rapide élimination par
les reins.

Nous avons émis l'hypothèse que l'ionisation dans l'Eau
d'Evian se maintenait pendant tout ce long parcours
parce que la matière minérale seule, non ionisée, d'une
part, et l'eau distillée seule, d'autre part, sont incapables de
réaliser les effets physiologiques caractéristiques du traitement méthodique d'Evian parvenu au développement
de la plénitude de ses effets.

Dans les diverses étapes du chemin que parcourt l'eau
d'Evian, pour arriver de l'estomac dans la vessie, elle
traverse quatre systèmes de capillaires : les capillaires des
voies digestives, les capillaires intermédiaires entre la veine
porte et les veines sus-hépathiques, les capillaires de la
petite circulation placée entre le cœur droit et le cœur
gauche ; les capillaires de la grande circulation. Il n'y a
donc pas d'élément anatomique avec lequel elle ne vienne

se mettre en rapport d'action. Elle est mise par deux fois en action directe avec les éléments cellulaires de l'appareil digestif et de ses dépendances ; et avec partie des éléments cellulaires de l'appareil pulmonaire.

C'est à l'ensemble de ces conditions anatomiques que le traitement d'Evian doit les effets de son activité fonctionnelle aérobie et anaérobie ; que mettent en évidence, l'élévation de l'urée, et la réduction plus complète de l'acide urique et corps voisins, d'une part, et la réduction plus rapide de l'oxyhémoglobine, d'autre part.

De la connaissance des actions cellulaires provoquées par le rapide passage de l'eau d'Evian à travers tous les organes et tissus du corps humain découlent les indications thérapeutiques que nous allons énumérer. Les résultats sont d'ordre positif. Nous les déduisons de nos observations cliniques et chimiques.

1º. — L'eau d'Evian dans les dyspepsies par atonie nerveuse et musculaire.

L'emploi méthodique de l'eau d'Evian est utile dans toutes les formes d'atonie de l'appareil digestif. *Son rapide passage à travers les épithéliums est synergique de l'action spéciale que l'eau exerce directement sur les terminaisons nerveuses de l'estomac et de l'intestin,* et qui éveille, nous l'avons rappelé déjà, l'activité sécrétoire des glandes stomacales et du pancréas. La tonicité et la contractilité des fibres lisses sont, en même temps ramenées progressivement au normal, du fait d'une nutrition active, conséquence de la rapide circulation de l'eau dans les éléments anatomiques. C'est à l'association de ces effets que nous croyons pouvoir rapporter les guérisons, souvent constatées à Evian, et des dyspepsies atoniques, et des dyspepsies avec flatulence, et des pseudo dilatations par parésie musculaire associées à de l'hypoazoturie absolue, ou à de l'hypoazoturie relative, avec absorption lente et élimination lente et incomplète des liquides pris en boisson. Plusieurs traitements peuvent devenir nécessaires. Ce n'est qu'après la troisième année que le résultat est total. *A maladie chronique, traitement chronique.*

2⁰. — L'Eau d'Evian dans les insuffisances hépatiques.

Après avoir franchi le tronc de la veine porte, l'eau d'Evian, pour arriver dans les veines sus hépathiques, se répartit dans tous les capillaires périlobulaires et intralobulaires du foie. Son passage rapide à travers tous les éléments glandulaires des lobules hépatiques provoque une suractivité des cellules, qui a pour conséquence, utilisable au point de vue thérapeutique, une réduction plus complète des albuminoïdes et un relèvement du taux général de l'urée ; preuve d'une transformation plus complète des sels ammoniacaux et de leurs homologues qui proviennent de la digestion. La suractivité des cellules hépatiques s'accompagne aussi d'une meilleure utilisation des glucoses. La fonction glycogénique est améliorée, comme se trouve améliorée la fonction uréopoiétique.

La connaissance de ces faits nous donne les raisons de l'heureux effet du traitement d'Evian dans les cas d'insuffisance hépatique absolue et dans les cas d'insuffisance hépatique relative. L'insuffisance est absolue quand il y a abaissement de tous les excréta urinaires ; l'insuffisance est relative quand il n'y a abaissement que de l'urée. L'insuffisance hépatique se complique, dans un certain nombre de cas pathologiques, d'albuminurie et de glycosurie. Le traitement d'Evian qui redonne au foie son activité physiologique, fait disparaître et ces albuminuries et ces glycosuries. Il fait disparaître ces troubles nutritifs alors même qu'ils ne semblent être que d'origine gastro-intestinale.

Je n'ai pas constaté d'action bien marquée du traitement d'Evian sur la sécrétion biliaire, sur les calculs hépatiques et sur les ictères. M. le Dr Taberlet affirme en avoir constaté les bons effets dans quelques cas de lithiase biliaire, qui n'avaient retiré aucun profit du traitement de Vichy. Les observations qu'il publie n'étant accompagnées ni d'analyse physiologique de la sécrétion urinaire ni d'analyse chimique de l'urine des 24 heures, il ne nous est pas possible de dire à quelle catégorie de calculeux hépatiques conviendrait, de préférence à tout autre traitement, le traitement d'Evian.

Après avoir franchi les capillaires du foie l'eau d'Evian arrive rapidement dans le cœur droit en traversant les veines sus-hépatiques et la veine cave inférieure. Du cœur droit elle passe dans un nouveau réseau capillaire, le réseau des lobules pulmonaires. Je n'ai pas eu à ma disposition les installations nécessaires pour étudier l'action de l'eau d'Evian sur les échanges respiratoires. C'est un problème qui reste à résoudre.

3°. — L'Eau d'Evian dans les maladies par ralentissement vrai de la nutrition.

Amenée au cœur gauche par les veines pulmonaires l'eau est ensuite lancée dans la circulation générale, conser-

vant encore ses propriétés spéciales d'agent stimulant des
échanges nutritifs. On le constate en étudiant, à l'hémato-
spectroscope de Hénocque et en suivant ses indications, la
réduction de l'oxyhémoglobine sous l'ongle du pouce.
Pendant le passage de l'eau, elle se fait souvent trois fois
plus vite que dans les conditions normales de la nutrition.

La suractivité de la réduction de l'oxyhémoglobine
traduit une activité accélérée de tous les éléments anatomiques. Elle réalise ainsi dans tous les éléments anatomiques les conditions de réduction des toxines et des leuco-
maïnes et de réduction plus parfaite de l'acide lactique, de
l'acide oxalique, de l'acide urique et corps voisins : xanthine
créatine, créatinine, etc.

Ces actions du traitement avec l'eau d'Evian nous donnent
la clef des succès que l'on obtient, avec l'eau Cachat, dans
les maladies par ralentissement de la nutrition *arrivées à
la période de dépression*, dans la goutte chronique, dans
le diabète associés à l'hypoazoturie absolue ou relative,
dans les infections compliquant les suppurations chroniques
et dans les infections d'origine alimentaire ou gastro intestinales.

4°. — L'Eau d'Evian dans les chloroses avec état infectieux.

Les chloroses sont souvent des maladies par infection qui
résistent aux médications ferrugineuses et aux médications
alimentaires, et aux inhalations d'oxygène. A l'hémato-
spectroscope on constate dans ces variétés l'association de
la diminution de l'oxyhémoglobine avec la diminution du
pouvoir réducteur des tissus. Ces formes se guérissent par
le fer quand le traitement d'Evian a réveillé et l'activité

des tissus et l'activité des fonctions digestives, et l'activité des appareils hématopoiétiques.

5°. — Le traitement d'Evian dans la maladie de Huchard : artério-sclérose en évolution.

Reste à mentionner d'une manière plus spéciale parmi les maladies infectieuses que peut guérir le traitement de l'Eau d'Evian, une maladie qui localisée primitivement sur les capillairès, s'étend ensuite aux artères et finit par gagner le cœur ; et qui a pour terme final de son évolution anatomique l'artério-sclérose. C'est le Dr Huchard, membre de l'Académie de Médecine qui a appris aux médecins à reconnaître cette maladie dès ses premières manifestations, et qui, après en avoir fixé l'étiologie, la symptomatologie et la pathogénie, a fixé les principes qui doivent nous guider pour la traiter avec succès. C'est à tort qu'on l'appelle l'artério-sclérose. Le fait d'observation est que l'artério-sclérose en sera l'aboutissant final, si elle n'est pas traitée à temps ; mais son évolution n'est pas fatale. A ses premières périodes, elle peut être guérie. Il serait utile de la désigner tout simplement sous le nom de la maladie de Huchard.

A ses débuts cette maladie se manifeste : au malade, par cette gêne respiratoire spéciale, qui est connue sous le nom de dyspnée d'effort ; et au médecin par l'hypertension artérielle et le retentissement diastolique de l'aorte. Elle est alors purement fonctionnelle et radicalement guérissable.

Si elle n'est pas traitée dès cette première phase, elle se complique bientôt de troubles de la nutrition, qui, partis du ralentissement de l'activité circulatoire de l'eau dans les éléments anatomiques, passent par la diminution de la désintégration organique, par la réduction imparfaite des albuminoïdes et des glucoses, par la déshydratation incomplète de l'organisme, par l'albuminurie, et aboutissent, dans le plus grand nombre des cas, aux dégénérescences scléreuses des artères et des viscères; et, dans quelques cas, à l'altération granulo-graisseuse des cellules glandulaires du foie et des reins, et des fibres musculaires du cœur ; avec leurs conséquences finales l'auto-intoxication, l'hydropisie et l'asystolie.

M. le Dr Huchard a démontré que ses causes provocatrices étaient la goutte, l'arthritis, l'alcoolisme, le saturnisme, le tabagisme, l'abus des boissons, la puberté, la ménopause, la grossesse, l'état sénile, les émotions, l'abus de l'alimentation carnée et les toxines alimentaires.

D'après ses constatations la filiation des accidents aboutissant à l'artério-sclérose sont : l'adultération sanguine suivie d'hypertension artérielle par vaso-constriction ou vaso-dilatation active. C'est le rôle de l'alimentation qui dans la pathogénie de l'artério-sclérose constitue, au point de vue pratique, la partie la plus importante des découvertes du Dr Huchard. Cet auteur écrivait en 1893 dans son traité clinique des maladies du cœur et des vaisseaux (p. 36)· « J'ai démontré depuis deux ans que l'hypertension artérielle passagère ou permanente peut avoir une *origine alimentaire*. Je suis convaincu que les excès et surtout les erreurs d'alimentation en jetant dans l'organisme un grand nombre de substances toxiques, telles que les ptomaïnes non éliminées par le filtre rénal, sont une cause fréquente d'artério-sclérose ; en un mot, certaines toxines alimentaires possèdent des propriétés convulsivantes agissant, les unes

sur les muscles des membres comme dans les cas de con-
tracture des extrémités d'origine gastrique, les autres sur
la masculature vasculaire. Il en résulte dans tout le système
artériel, un état de spasme plus ou moins permanent,
lequel produit rapidement de l'hypertension et consécuti-
vement l'artério-sclérose. »

Pendant toute la première période de l'évolution de la
maladie de Huchard, le traitement méthodique d'Evian
amène dans l'évolution de la maladie des répits qui sont
l'équivalent d'une guérison. Il provoque ces répits en régula-
risant la dialyse des liquides de tous les éléments cellulaires. Cette dialyse régularisée a pour conséquence l'élimination plus rapide des résidus du fonctionnement spécial
à chaque cellule, la réduction jusqu'à l'état d'urée du plus
grand nombre des dérivés résiduels de l'alimentation carnée, l'élimination plus parfaite des chlorures. Ces effets,
réalisés pendant le traitement, se maintiennent après le
traitement. Les rechutes sont possibles, si les causes provocatrices des premières crises interviennent à nouveau, mais
dans ces rechutes l'arrêt de la maladie peut encore s'obtenir par une nouvelle intervention du traitement d'Evian.

Si les malades ne sont soumis au traitement d'Evian que
lorsque les lésions anatomiques sont déjà avancées, il ne
faut plus s'attendre à une guérison : mais on obtient encore
des améliorations de grande durée et qu'on ne réalise, au
même degré, avec aucun autre traitement. Le traitement
ne devient sans valeur que lorsque la dépression des forces
et les altérations anatomiques deviennent un obstacle
absolu à la rapide absorption de l'eau d'Evian par les

voies digestives, à sa rapide circulation dans l'organisme, à sa rapide et totale élimination de l'eau par les reins.

Je répète souvent cette formule parce que c'est tout spécialement au mode de circulation de l'eau dans l'organisme que le traitement d'Evian doit son étonnante activité.

Les malades atteints de la maladie de Huchard ou artério-sclérose ne réalisent pas toujours rapidement les effets de l'action physiologique de l'eau d'Evian. Il faut souvent provoquer ces effets, et en faisant prendre aux malades des dilatateurs artériels, tels que la trinitrine, et en diminuant les quantités d'eau de traitement (j'appelle ainsi l'eau prise à jeun) et en réduisant les quantités des liquides pris aux repas, c'est-à-dire des liquides alimentaires, et en faisant prendre l'eau du traitement, dans le lit, 10 à 12 heures après le dernier repas.

Cette modification de la méthode habituelle fait que, après quelques jours d'entraînement, quelquefois dès le second ou le troisième jour, le patient rend plus d'urine que de boisson, dans des proportions remarquables (urines en plus, de 500 à 600 cent. cubes.) Les solides urinaires des 24 h. augmentent en quantité. La quantité d'urée augmente bientôt, proportionnellement, plus que les autres composants ; indice d'une réduction plus parfaite des albuminoïdes. Les chlorures s'éliminent plus rapidement : leur mode de circulation intra-organique redevient bientôt normale. L'effet subjectif pour le malade c'est la diminution progressive de la dyspnée d'effort ; la marche en montée devient facile. Le médecin traitant constate alors au sphygmomètre l'abaissement de la pression artérielle et la diminution du retentissement diostalique de l'aorte.

Quand il y a hypertension artérielle on ne doit pas forcer la barrière rénale par la poussée de dedans en dehors ; on congestionnerait les reins et on provoquerait du côté du cœur de l'arythmie réflexe. On n'arrive à l'ouvrir qu'en diminuant la pesée. La barrière rénale ne s'ouvre pas de dedans en dehors, mais de dehors en dedans. Il faut désencombrer les reins pour obtenir l'action de l'eau d'Evian. C'est une modification complète du traitement traditionnel d'Evian. La modification m'a été imposée par ses insuccès fréquents quand il y a hypertension artérielle. Les résultats heureux ont justifié le changement de méthode. Médecins et malades doivent se délivrer de la hantise des grandes masses d'eau d'Evian. La quantité doit se mesurer à la réaction de l'organisme soumis à l'action de l'eau d'Evian prise à jeun. La réaction régulière de l'organisme soumis à l'action de l'eau d'Evian prise à jeun se mesure à l'élimination rapide et totale par les reins de l'eau du traitement. Les malades atteints de la maladie de Huchard, ou artério-sclérose, ne bénéficient du traitement d'Evian, aussi-bien dans la période prescléreuse, que dans la période scléreuse, que si on obtient ce résultat. Le médicament ne constitue pas la médication. Il faut à la médication, l'opportunité du moment de la maladie ; et le mode d'administration du médicament. Si on se heurte à une technique insuffisante, les résultats pourront être incomplets ou même nuls. Avec un médicament puissant le médecin reste impuissant. La pratique comme la science subissent une impulsion en avant à chaque progrès réalisé dans les méthodes techniques.

J'insiste sur tous ces détails parce que nulle médication ne donne aux malades atteints de la maladie de Huchard, ou artério-sclérose en évolution, de meilleurs résultats que le traitement d'Evian quand ils ont appris à proportionner l'action de l'eau à la réaction de l'organisme. Tout le secret du succès est une question de proportion et de méthode.

Les résultats du rapide passage de l'eau d'Evian dans l'organisme ne se limitent pas aux actions que nous venons de passer en revue. Ils portent aussi : sur la réduction de l'acide urique et *corps voisins* ; sur l'élimination des chlorures alimentaires ; et sur le fonctionnement réducteur des organes à vie essentiellement anaérobie.

La connaissance de ces faits devient pour le médecin une nouvelle source d'indications thérapeutiques.

6°. — *L'eau d'Evian dans les maladies avec excès d'acide urique.*

La réduction de l'acide urique et *corps voisins* sous l'influence du traitement méthodique d'Evian est démontrée par le rapprochement des chiffres du tableau suivant donnant le relevé des quantités de ces composés avant et pendant le traitement :

Maladies	Acide urique et corps vosins	
	Début du traitement	Fin du traitement
Diabétique	2,50	0,86
Diabétique.	0,799	0,705
Dyspepsie atonique.	0,507	0,21
Coliques néphrétiques. . .	1,49	0,668
Neurasthénie arthritique .	0,94	0,73
Asthmatique arthritique .	0,63	0,38
Neurasthénie et dyspepsie	0,441	0,28

Ces résultats ne sont cependant pas absolus. Dans quelques observations j'ai noté à la fin du traitement, pour les urines des 24 heures, plus d'acide urique et corps voisins qu'il n'y en avait au début du traitement ; mais il y avait eu dans ce cas amélioration de la nutrition par relè- vement de tous les composants urinaires. Dans le cas que je vais donner comme type des faits de cet ordre, l'acide urique et corps voisins sont passés du début du traitement à la fin du traitement de o gr. 56 à o gr. 63 ; l'urée de 14 g⁻. 5 à 21 gr.; et l'ensemble des corps solides de 27 gr. 6 à 48 gr. 05. Si le traitement avait été plus long- temps continué on aurait obtenu la diminution quantitative de l'acide urique et des *corps voisins :* mais la nature de la maladie ne comportait pas cette indication.

L'observation clinique avait confirmé l'utilité de l'inter- vention du traitement d'Evian chez les goutteux et chez les calculeux bien avant que la chimie ne fut en mesure de doser l'acide urique et les corps voisins. Le lecteur se rap- pelle sans nul doute que le cas de de Lessert qui en 1790 appelait l'attention du Dʳ Tissot de Lausanne sur l'eau Cachat était un cas de guérison de gravelle avec coliques néphrétiques. Le hasard seul avait été ici le révélateur de la puissance thérapeutique de l'eau d'Evian. Déjà dès la fin du XVᵐᵉ siècle, au dire de Joseph Désaix, on attribuait à l'action de l'eau Cachat la guérison merveilleuse du baron de la Rochette atteint de la goutte.

7°. — *L'eau d'Evian dans les maladies avec élimination lente des chlorures.*

Les analyses des résidus de la nutrition qui s'éliminent par les reins, nous ont démontré encore deux faits qui ont leurs indications en thérapeutique thermale : c'est l'élimination plus rapide et plus complète des chlorures pendant le traitement d'Evian d'une part ; et d'autre part, la régularisation de leur élimination comme effet consécutif direct. J'ai vu, sous l'influence du traitement d'Evian, ayant réalisé la totalité de ses effets physiologiques, les chlorures urinaires des 24 heures passer de 8 gr. à 16 gr. ; de 10 gr. à 16 gr. 26 ; de 8 gr. 28, à 17 gr. 60 ; de 11 gr. 50, à 16 gr. 80.

Pendant la rapide élimination de l'eau par les reins, la quantité horaire des chlorures urinaires était ; dans un cas, de 1 gr. 19 ; dans l'autre, de 1 gr. 39 ; dans l'autre, de 1 gr. 60 ; dans l'autre, de 1 gr. 20.

Chez ces mêmes malades, l'élimination horaire des chlorures tombait pour le restant de la journée à 0 gr. 48 ; 0 gr. 68 ; 0 gr. 51 ; 0 gr. 54.

Avant le traitement la quantité de chlorures urinaires éliminés en 24 heures par kilogramme de poids vivant était pour la première observation de 0 gr. 13 ; pour la seconde de 0 gr. 17 ; pour la troisième de 0 gr. 13 ; pour la quatrième de 0 gr. 13.

Or, l'élimination normale d'après la moyenne de M. le Prof. Charrin est de 0 gr. 22 ; et d'après les moyennes de Parker, de 0 gr. 207.

C'est de ces moyennes que se rapprochent les éliminations des chlorures après que le traitement d'Evian a régularisé les fonctions nutritives. Chez les quatre malades dont nous avons surveillé les éliminations des chlorures urinaires les moyennes horaires par kilogramme de poids vivant

sont montées : à o gr. 21, pour la première observation ;
à o gr. 21, pour la seconde observation ; à o gr. 21, pour
la troisième observation ; à o gr. 24 pour la quatrième
observation.

Elimination plus complète des chlorures urinaires et
régularisation de la circulation des chlorures sous l'influence
du traitement méthodique d'Evian ressortent nettement de
ces données numériques.

Sous l'influence des maladies chroniques, les chlorures
s'éliminent incomplètement. Une preuve évidente de cette
proposition nous est fournie par la débacle urinaire que
la digitale provoque chez les malades cardiaques atteints
d'œdème interstitiel. Alors même que ces malades n'ont
pris d'une façon exclusive que du lait, depuis des semai-
nes, les quantités des chlorures urinaires éliminées dans les
24 heures sont supérieures aux quantités physiologiques
de plus du double et même de plus du triple. Le fait a
été constaté à diverses reprises par M. le Dr. Huchard,
nous l'avons nous-même contrôlé. Si l'activité des éléments
cellulaires devient physiologique, après la débacle urinaire,
la circulation des chlorures se régularise avec le retour
à l'alimentation mixte. Si le retour à l'activité physiologique
des éléments cellulaires n'est plus possible soit par suite de
l'épuisement général des forces, soit par suite des altérations irréductibles de l'état anatomique des cellules, la réten-
tion de chlorures recommence et la nutrition se déprime
de plus en plus, à cause du ralentissement du passage
de l'eau à travers les éléments cellulaires. Le rapide
passage de l'eau dans les éléments cellulaires est la

condition fondamentale et de leur activité chimique et
de la réduction des réserves; et du rajeunissement des
éléments..

C'est en modifiant les conditions des échanges osmotiques entre les plasmas sanguin et lymphatique et
les cellules que la retention des chlorures dans l'organisme devient une cause de ralentissement de la nutrition.

On constate la diminution des quantités de chlorures
urinaires chez tous les déprimés : neurasthéniques, dyspeptiques à insuffisance hépatique, chez le plus grand nombre
de malades atteints d'intoxication alimentaire, chez
les malades atteints d'intoxication suite de dyspepsie
gastrique ou de dyspepsie intestinale, chez les cardiaques
qui vont insidieusement à l'insuffisance. L'abaissement
de l'élimination urinaire des chlorures est un signe commun
à presque toutes les maladies chroniques. Il n'a pas suffi-
samment appelé l'attention des praticiens parce qu'il n'y
a pas longtemps que l'on fait application en physiologie
des recherches sur le rôle des actions moléculaires dans
les fonctions physico-chimiques des éléments cellulaires.
Avec l'étude de ces actions on pénètre dans l'intimité
même de la cellule. Le moteur, qui met la matière en
mouvement dans la cellule, c'est l'impulsion osmotique.
L'accumulation des chlorures qui modifie les conditions de
cette impulsion est une condition de perturbation nutritive
qui ne devra plus être perdue de vue dans l'avenir.

Le traitement méthodique d'Evian est le régularisateur le
plus puissant que je connaisse de la circulation des chlorures: quand la maladie permet à l'eau d'Evian la réalisation
du triple effet de rapide absorption par les voies digestives,

de rapide circulation dans les éléments anatomiques, de rapide et totale élimination par les reins.

Sont un obstacle absolu à la réalisation de ce triple effet, les états fébriles, la suractivité des échanges en albuminoïdes, l'épuisement des forces et les dégénérescences anatomiques irréductibles.

Ralentir les mouvements osmotiques cellulaires c'est à la fois ralentir l'activité aérobie et l'activité anaérobie des cellules : c'est préparer à la fois, et les conditions des réductions lentes et des réductions imparfaites des albuminoïdes, des graisses, des amylacés ; et les conditions de l'élimination imparfaite de ces produits hors de la cellule d'abord, hors de l'organisme ensuite. On voit se réaliser ainsi les conditions matérielles de l'auto-intoxication qui frappera d'insuffisance fonctionnelle : le système nerveux, l'appareil pulmonaire, l'appareil circulatoire, l'appareil digestif avec toutes ses dépendances glandulaires, le système musculaire et les reins. L'auto-infection sera facilitée par la diminution de l'activité de tous les grands centres réducteurs. Sont les centres réducteurs par excellence, ou, autrement dit, les centres de la vie anaérobie: le foie la partie corticale des reins, le parenchyme pulmonaire, les muscles, les cartilages, les parties blanches du cerveau, de la moelle et des nerfs. On s'assure du fait par la méthode d'Ehrlich qui consiste à examiner les viscères vivants après avoir fait pénétrer dans le sang d'un lapin en vie, à l'état de sels de soude solubles le bleu d'alizarine ou celui de céruléine, substances très-colorées, mais aptes en s'unissant à l'hydrogène à devenir des corps incolores. L'hydrogène ne peut exister à l'état libre que là où les éléments anatomiques ne laissent pas pénétrer l'oxygène au point de sa formation. Là où la vie est aérobie les bleus d'alizarine ou de céruléine ne sont pas réduits à l'état de corps incolores.

Quand les fonctions anaérobies sont ralenties, les quantités d'urée urinaire diminuent. Rétablir l'activité osmotique cellulaire c'est redonner les quantités normales d'urée, c'est rétablir les rapports normaux des divers composants urinaires, c'est redonner aux centres réducteurs leur activité physiologique.

8ᵉ — L'eau d'Evian dans l'insuffisance réductrice anaérobie.

Il est des formes d'asthme qui sont sous la dépendance de l'insuffisance de l'activité réductrice du parenchyme pulmonaire. On le guérit en rétablissant la circulation osmotique cellulaire. Evian intervient dans ces cas avec succès.

Il est des formes d'insuffisance hépatique de même origine. On les guérit par le même procédé.

Il est aussi des formes d'insuffisance rénale par ralentissement de sa sécrétion interne. Le rétablissement de la circulation osmotique cellulaire la fait disparaître aussi. C'est fort probablement l'association de l'élimination plus complète des déchets de la nutrition et du retour au normal de la sécrétion interne des reins, qui fait disparaître et l'hypertension des prédisposés à l'artério-sclérose et la dyspnée d'effort chez les malades atteints de la maladie de Huchard qui sont traités avec succès à Evian. M. Meyer (de Nancy) arrive à supprimer chez des chiens la respiration de Cheyne-Stokes, provoquée par l'extirpation des deux reins, en injectant dans l'appareil circulatoire du suc rénal. Il a trouvé que la substitution du sang urémique au sang normal chez un animal privé de ses reins, amène de la dyspnée urémique, qui fait défaut si cette substitution a été opérée chez un animal non privé des reins.

Les fatigues musculaires, les fatigues nerveuses, les gonflements articulaires qui sont symptômes communs chez les neurasthéniques doivent aussi être rapportés à l'insuffisance de leur fonction anaérobie. Ils disparaissent quand on fait application des méthodes de traitement qui guérissent les insuffisances anaérobies pulmonaires, hépatiques, gastriques, rénales ; c'est-à-dire quand on ramène au normal la circulation osmotique des cellules.

L'association de toutes ces insuffiances est très commune chez les surmenés ; chez les neurasthéniques déprimés ; chez les intoxiqués par fermentations gastro-intestinales ; chez les intoxiqués alimentaires ; chez les artério-scléreux ; chez les diabétiques affaiblis; chez les albuminuriques; chez les malades atteints d'intoxication chronique par résorption de produits microbiens.

Un lien pathogénique lie tous ces états morbides dissemblables. Ce lien pathogénique c'est l'insuffisance anaérobie et l'insuffisance aérobie cellulaire. Le traitement méthodique d'Evian s'applique avec succès dans toutes ces variétés de cas pathologiques, que l'analyse symptomatologique semble éloigner les uns des autres, mais que la pathogénie rapproche dans une commune étiologie.

Les succès du traitement méthodique d'Evian, qui guérit toutes ces variétés pathologiques, lorsque l'eau, prise à jeun, est rapidement absorbée par les voies digestives et rapidement et en totalité éliminée par les voies rénales, après rapide circulation dans les éléments cellulaires, confirme cette vieille proposition hippocratique: *Natura morborum curationes ostendunt.*

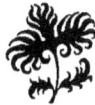

IV

Contre-Indications

du traitement méthodique d'Évian.

Dans les recherches sur l'action de l'eau d'Evian, résu-
mées dans ce travail, je ne me suis occupé que des effets
du traitement méthodique avec l'eau d'Evian *prise à jeun.*
J'ai volontairement passé sous silence l'action de l'eau
d'Evian bue comme eau de table. Je crois cependant utile
de déclarer que comme eau de table je ne lui connnais aucune contre-indication. Les contre-indications dont je vais
parler se rattachent à l'eau méthodiquement administrée en
vue d'obtenir sa rapide absorption par les voies digestives,
sa rapide circulation dans l'organisme, sa rapide et totale
élimination par les voies urinaires.

*1°. — Contre-indications liées à la rapide élimination
de l'eau par les voies urinaires.* — Les contre-indications
liées à la rapide élimination de l'eau par les voies urinaires
peuvent tenir à l'état des reins. S'il y a congestion active
ou inflammation des reins non seulement l'eau reste sans
effet mais elle est contre-indiquée. S'il y a congestion chronique avec albuminurie, les fortes doses sont contre-indi-

quées: il faut faire application des faibles doses prises à jeun en position horizontale, et réduire les liquides alimentaires. On obtient ainsi plus d'urine que de liquides pris en boisson; et, si l'effet du traitement est total, on obtient l'urine à faible densité de l'eau du traitement. Lorsque les reins sont lésés assez profondément, surtout du côté des épithéliums des tubes urinaires, on obtient pour les 24 heures plus d'urine que de liquides pris en boisson, mais il n'y a pas ou il n'y a que fort peu de différence de densité entre l'urine de la nuit et l'urine d'après l'eau du traitement. Dans les cas de cet ordre le traitement a cependant encore un effet palliatif en retardant les conséquences de l'auto-infection par élimination lente et incomplète des déchets de la nutrition cellulaire et de l'alimentation.

Les contre-indications qui ont leur siège dans les bassinets, uretère, vessie et urèthre sont surtout d'ordre mécanique ; les rétrécissements très accentués, les paralysies de la vessie, les hypertrophies de la prostate avec évacuation incomplète de la vessie. Chez tous ces malades la contre indication n'est cependant pas absolue mais il faut surveiller les évacuations urinaires et les provoquer si nécessité se fait sentir.

2°. — Contre-indications liées à l'état de l'appareil digestif. — L'eau d'Evian n'est absorbée que dans l'intestin. Toutes les causes qui entravent le passage de l'eau de l'estomac dans le duodénum sont une contre-indication absolue : rétrécissement du pylore, paralysie de l'estomac, etc.

L'eau d'Evian est un excitant direct de la sécrétion gastrique et de la sécrétion pancréatique. Le traitement méthodique avec cette eau est contre indiqué toutes les fois qu'il y a fonctionnement continu dans les glandes gastriques et dans le pancréas. L'hyperchlorhydrie est donc une contre-indication. Les acidités gastriques par fermentation acide bénéficient au contraire d'un traitement méthodique avec l'eau d'Evian, quand il est fait avec modération. Il faut dans ces cas provoquer le passage de l'eau de l'estomac dans le duodénum par un massage léger de l'estomac après chaque prise d'eau.

3°. — Contre-indications liées au mode de circulation de l'eau dans l'organisme. — Sont une contre-indication tous les états fébriles, car tous les états fébriles empêchent la rapide circulation de l'eau dans l'organisme ; comme le démontre la non réalisation de l'effet de rapide et totale élimination par les reins. L'état fébrile semble créer dans les milieux cellulaires un état électrique qui décharge les ions de leur électricité et les transforme en molécules ordinaires. Dans ces cas l'eau d'Evian devient en tout comparable à une eau ordinaire.

Sont encore une contre-indication au traitement méthodique avec l'eau d'Evian tous les états s'accompagnant d'hyperazoturie, et tous ceux qui s'accompagnent d'augmentation de la réduction de l'oxyhémoglobine.

L'hyperazoturie peut être un accident isolé ou être un accident associé à la glycosurie. Pendant la période d'hyperazoturie et de phosphaturie le glycosurique ne bénéficie en rien d'un traitement à Evian. Il n'est pas possible en ce moment de réaliser les trois termes physiologiques qui sont la condition du succès du traitement méthodique avec l'eau

d'Evian. Ce traitement n'est pas un traitement spécifique
de la glycosurie, quelle qu'en soit la période d'évolution :
ce n'est un traitement de grande utilité que lorsque l'évolution de la maladie a eu pour contre-coup la réduction
lente ou la réduction imparfaite des albuminoïdes : ce qui
se reconnaît facilement à la diminution absolue de l'urée
dans le premier cas et à l'abaissement du coéfficient azotu-
rique dans le second cas.

L'albuminurie aigüe est une contre-indication au traitement
méthodique avec l'eau d'Evian. La contre-indication est
absolue encore quand l'albuminurie s'accompagne de dégé-
nérescence de cellules épithéliales des reins et se complique
d'œdème généralisé.

Sont une contre-indication absolue tous les états cachec-
tiques.

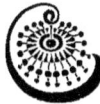

CONCLUSIONS.

Je viens de synthétiser dans ces quelques pages des études de 16 ans sur l'eau d'Evian comme agent thérapeutique.

Au début de mes recherches je croyais devoir aboutir à des résultats négatifs. Il y a eu simplement à laisser parler la nature, et les faits positifs se sont accumulés. Ces faits ne se traduisent pas seulement par des manières de se sentir, en d'autres termes, par des améliorations de symptômes : ils forment un ensemble d'observations matérielles d'ordre physiologique, d'ordre physique et d'ordre chimique, qui ouvre un vaste champ de recherches profitables à la médecine pratique. La possibilité de ramener au type physiologique, les types pathologiques de la nutrition n'a pas encore été abordée dans les livres classiques. L'action physiologique du *traitement méthodique* de l'eau d'Evian m'a posé la question ; et pour les perversions nutritives que nous avons brièvement étudiées dans ce travail, elle l'a résolue dans le sens positif. Elle m'a démontré que l'insuccès tenait souvent au mode d'application de la médication ; et qu'il est indispensable que le malade qui vient

se traiter à Evian *s'instruise sur les méthodes d'application*
s'il veut que l'eau d'Evian lui donne tous les résultats
dont elle est capable. Cette connaissance des méthodes du
traitement ne lui serait pas utile si nous étions tous égaux
devant l'eau d'Evian, et si nous restions toujours à réaction
identique quand il nous est fait application du traitement
d'Evian. Mais les faits d'observation clinique démontrent
que nous ne sommes pas tous identiques devant l'eau
d'Evian, et que nous ne restons pas toujours identiques à
nous-mêmes devant l'eau d'Evian. Une bonne conduite ou
autrement dit une bonne méthode peut seule assurer le
succès. Dans tous les actes de la vie c'est la méthode qui
donne aux fait leur certitude. Il faut que médecin et
malade soient bien pénétrés de la vérité générale de cet
axiome de Vauban :

« Où il n'y a que de la volonté sans conduite (sans
méthode) on ne réussit que par hasard, et où l'on ne
réussit que par hasard on ne réussit que très rarement et
on s'expose toujours à tout perdre. »

« A l'égard de l'eau minérale d'Evian, comme à l'égard
des autres liquides minéralisés, dit le Dr. Le Comte Davet
de Beaurepaire, dans un travail portant pour titre Histoire
et description des sources minérales d'Evian, d'Amphion
et du Chablais et qui est déjà vieux de plus de quarante
ans, il faut suivre certaines règles, certains procédés
calculés d'après la constitution, les habitudes, les affections
maladives de chacun. Il faut, pour leur emploi salutaire,
saisir ce mode dans les choses, *modus in rebus,* qui assure
le succès qu'une règle uniforme ne saurait dicter et que le

tact inspire. Entre le trop et le trop peu, entre l'usage rationnel et l'abus, il n'y a qu'une limite presque imperceptible, une ligne, un point qu'il importe de saisir, une nuance que le praticien devine, et que l'homme du monde, livré à ses inspirations personnelles, n'aperçoit pas. Là cependant réside le succès. On le compromet en dépassant un but autant qu'en l'atteignant mal ou en ne l'atteignant pas. »

On ne pouvait mieux traduire l'exacte vérité de faits qu'on contrôle facilement à la balance quand on suit un traitement méthodique avec l'Eau d'Evian.

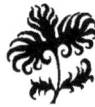

Bibliographie des travaux sur les Eaux d'Evian.

1808 **Tingry.** — Professeur de chimie de l'Académie de
Genève. — Analyse des eaux minérales savonneuses
d'Evian. — Genève — 1808.

1825 **Peschier.** — Pharmacien à Genève et membre de plusieurs Sociétés Savantes. — Rapport analytique et
raisonné sur l'eau alcaline gazeuse d'Evian en
Chablais, dite eau savonneuse de Cachat — Evian
— 1825.

1837 **Rieux.** (Le Dr.)— Notice sur les Eaux minérales d'Evian
— Genève — 1837.

1844 **Barruel.**— Analyse des Eaux d'Evian — Paris — 1844.

1845 **F. Andrier.**(Le Dr.)— Eaux minérales d'Evian, et minérales, Ferrugineuses d'Amphion — Genève — 1845.

1848 **F. Andrier.**(Le Dr.)— 2ᵐᵉ édition de l'œuvre ci-dessus.

1850 **Cahours,** chimiste. — Analyse des Eaux d'Evian
— Paris — 1850.

1854 **A. Dupraz.** (Le Dr.)— Essai sur les sources alcalines
d'Evian et les sources ferrugineuses d'Amphion et
de la Grande-Rive — Evian — 1854.

1861 **Pyrame Morin,** à Genève. — Analyse minérale de la
source Guillot, Evian (Savoie)— Neuchatel — 1861.

1861 **A. Dupraz.** (Le Dr.) — Deuxième édition de l'essai
de 1854.

1862 **Manget** (Le Dr.) — Promenade médicale aux Eaux
minérales d'Evian (Haute-Savoie) — Paris — 1862.

1862   Le Comte Davet de Beaurepaire. (Le Dr.) — Histoire et description des sources minérales d'Evian, d'Amphion et du Chablais — Paris — 1862.

1864   Taberlet. (Le Dr.) — Etude sur les Eaux d'Evian. — Thèse du Doctorat — Paris — 1864.

1870   J. Brun, chimiste. — Analyses des eaux minérales d'Evian — Genève — 1870.

1879   Blanchet. (Le Dr.) — Eaux alcalines d'Evian-les-Bains. — Thonon — 1879.

1880   Ch. Campardon. (Le Dr.) — Guide de thérapeutique aux eaux minérales et aux bains de mer — Paris — 1880.

1881   Taberlet. (Le Dr.) — Evian — *Ses eaux minérales et leur valeur thérapeutique* — Nice — 1881.

1884   D. Flotard. (Le Dr.) — Gravelle, Goutte, Dyspepsie et leur traitement à Évian— Evian-les-Bains — 1884.

1885   François Descostes. — Le Groupe des Eaux minérales d'Evian-les-Bains et les Carrières de Meillerie — Chambéry — 1886.

1886   Bordet. (Le Dr.) — Evian-médical. — Evian-les-Bains — 1886.

1888   Taberlet. (Le Dr.) — Coliques hépatiques guéries par les Eaux d'Evian — Source Cachat — Evian — 1888.

1889   Bordet. (Le Dr.) — Recherches sur le mode d'action de l'eau de la Source Cachat — Paris — 1889.

1889   F. Chiaïs. (Le Dr.) — Eaux d'Evian et Arthritisme — Action curative des Eaux d'Evian dans les perversions nutritives des arthritiques caractérisées par de l'hypoazoturie et du déséquilibre urinaire — Leur mode d'action — Montpellier et Paris — 1890.

1890   F. Chiaïs. (Le Dr.) — Nutritions pathologiques et eaux d'Evian. — Transformation de la nutrition pathologique hypoazoturique en nutrition normale — Montpellier et Paris — 1890.

1891   F. Chiaïs. (Le Dr.) — Neurasthénie et goutte hypoazo-
        turiques. — Indications que remplit l'eau d'Evian
        — Montpellier et Paris — 1891.

1891   Bordet. (Le Dr.) — Influence de l'eau d'Evian sur
        l'excrétion de l'urée — Evian-les-Bains — 1891.

1892   F. Chiaïs. (Le Dr.) — Troubles nutritifs chez les
        artério-scléreux. — Indications que remplit l'Eau
        d'Evian — Montpellier et Paris — 1892.

1893   Bordet. (Le Dr.) — Les hématuriques aux Eaux
        d'Evian — Evian-les-Bains — 1893.

1894   Bordet. (Le Dr.) — Les albuminuriques aux Eaux
        d'Evian — Evian-les-Bains — 1894.

1895   Bordet. (Le Dr.) — Evian-médical. — 2me édition
        — Evian-les-Bains — 1895.

1896   F. Chiaïs. (Le Dr.) — Les Eaux d'Evian dans l'Arthri-
        tisme. — La Neurasthénie — La Goutte — Paris
        — 1896.

1897   F. Taberlet. (Le Dr.) — Evian, ses eaux minérales
        et leur valeur thérapeutique, 5me édition, entièrement
        remaniée — Paris — 1897.

1897   F. Chiaïs. (Le Dr.) — L'action intime et les indications
        thérapeutiques des Eaux d'Evian. — Chimie biolo-
        gique et hémato-spectroscopie — Paris — 1897.

1897   F. Chiaïs. (Le Dr.) — Notes cliniques sur les Eaux
        d'Evian. — Sommes-nous tous égaux devant les
        Eaux d'Evian? Restons-nous toujours égaux à nous-
        mêmes devant les Eaux d'Evian — Paris — 1897.

1898   Bordet. (Le Dr.) — Evian-médical, 3me édition —
        Evian-les-Bains — 1897.

1898   F. Chiaïs. (Le Dr.) — L'évolution d'Evian-les-Bains
        comme station thermale — Menton — 1898.

1898   **F. Chiaïs.** (Le Dr.) — *L'action reductrice des Eaux d'Evian sur l'acide et les corps voisins* — Paris — 1898.

1899   **F. Chiaïs.** (Le Dr.) — Les Eaux d'Evian. — Les conditions d'action de ces eaux. — Leurs propriétés. — Composition — Effets — Contre-indications — Indications — Paris — 1899.

1900   **F. Chiaïs.** (Le Dr.) — Etude du mode d'action de la Source Cachat sur l'acide urique et les corps voisins suivie de la synthèse physiologique et clinique du traitement méthodique d'Evian-les-Bains — Paris — 1900.

1901   **F. Chiaïs.** (Le Dr.) — L'auto-intoxication par les chlorures — Ses effets — Son traitement par l'eau d'Evian de la Source Cachat — Paris — 1900.

1902   **F. Chiaïs.** (Le Dr.) — Evian-les-Bains and its typical mineral water. — (Evian-Cachat Spring) — Menton — 1902.

1903   **F. Chiaïs.** (Le Dr.) — L'Eau d'Evian — Ce qu'on en dit — Ce qu'elle fait — Ce qu'elle est — Rapide absorption — Rapide circulation — Rapide élimination — Indications et contre-indications — Paris — 1903.

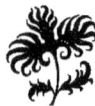

Table des Matières

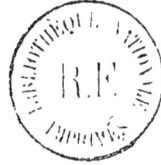

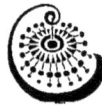

www.ingramcontent.com/pod-product-compliance
Lightning Source LLC
Chambersburg PA
CBHW050605210326
41521CB00008B/1120